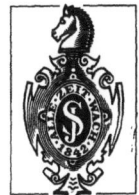

Hermann Kerger

Die ärztliche Fortbildung

Ziele, Organisation, Programmgestaltung
und Modelle einer permanenten Fortbildung

Springer-Verlag
Berlin Heidelberg New York Tokyo

Dr. Hermann Kerger
Akademie für ärztliche Fortbildung und Weiterbildung
Carl-Oelemann-Weg 5-7, 6350 Bad Nauheim

ISBN-13:978-3-540-16398-5   e-ISBN-13:978-3-642-71133-6
DOI: 10.1007/978-3-642-71133-6

CIP-Kurztitelaufnahme der Deutschen Bibliothek. Kerger, Hermann:
Die ärztliche Fortbildung: Ziele, Organisation, Programmgestaltung u. Modelle
e. permanenten Fortbildung/H. Kerger. - Berlin; Heidelberg; New York; Tokyo:
Springer, 1986.
ISBN-13:978-3-540-16398-5

Das Werk ist urheberrechtlich geschützt. Die dadurch begründeten Rechte,
insbesondere die der Übersetzung, des Nachdruckes, der Entnahme von
Abbildungen, der Funksendung, der Wiedergabe auf photomechanischem oder
ähnlichem Wege und der Speicherung in Datenverarbeitungsanlagen bleiben, auch
bei nur auszugsweiser Verwertung, vorbehalten. Die Vergütungsansprüche des § 54,
Abs. 2 UrhG werden durch die „Verwertungsgesellschaft Wort", München,
wahrgenommen.

© Springer-Verlag Berlin Heidelberg 1986

Die Wiedergabe von Gebrauchsnamen, Handelsnamen, Warenbezeichnungen usw.
in diesem Werk berechtigt auch ohne besondere Kennzeichnung nicht zu der
Annahme, daß solche Namen im Sinne der Warenzeichen- und Markenschutz-
Gesetzgebung als frei zu betrachten wären und daher von jedermann benutzt
werden dürften.

Gesamtherstellung: Appl, Wemding. 2119/3140-5 4 3 2 1 0

Inhalt

1 Einführung 1
2 Voraussetzungen einer organisierten systematischen
  Fortbildung 3
3 Grundlage der ärztlichen Fortbildung –
  die wissenschaftliche Heilkunde 7
4 Ziel der ärztlichen Fortbildung 12
5 Zielgruppe dieser Ausführungen über die
  Organisation der kollektiven Fortbildung 13
6 Fortbildungsbedarf und -bedürfnisse 15
7 Kritik an der ärztlichen Fortbildung 17
8 Motivation zur Fortbildung 28
9 Verschiedene Arten der Fortbildung 32
  9.1 Individuelle Fortbildung 33
  9.2 Kollektive Fortbildung 37
    9.2.1 Vortragsveranstaltung 37
    9.2.2 Kongreß 40
    9.2.3 Seminar 42
    9.2.4 Arbeitsgruppe 46
    9.2.5 Klinische Visiten und Demonstrationen .. 52
    9.2.6 Ärztliche Stammtische mit regelmäßiger
          Behandlung medizinischer Themen 53
    9.2.7 Audiovisuelle Darbietungen mit
          anschließender Diskussion 54
    9.2.8 Podiumsdiskussionen und
          Round-table-Gespräche 55
    9.2.9 Gastarzttätigkeit in der Klinik 57
10 Empfehlungen für Organisatoren und Referenten .. 58
  10.1 Empfehlungen der Arbeitsgemeinschaft der
     Akademien für die Ausrichtung und Durch-
     führung von Fortbildungsveranstaltungen ... 59
    10.1.1 Ziel der ärztlichen Fortbildung 59
    10.1.2 Formen von Fortbildungsveranstaltungen 59
    10.1.3 Motivierung der Ärzte zur Teilnahme an
           Fortbildungsveranstaltungen 62

11 Anwendung der „Empfehlungen" 62
12 Schulung von Organisatoren und
   Fortbildungslehrern 63
13 Programmgestaltung der kollektiven Fortbildung . . 67
14 Hilfen für die Organisation und Durchführung der
   ärztlichen Fortbildung 69
15 Verbund der Fortbildungsmethoden 77
16 Evaluation 80
17 Kriterien einer guten Fortbildung 86
18 Erweiterung der ärztlichen Fortbildung über die
   Grenzen der Medizin hinaus 90
19 Schlußbemerkungen 95

Anhang A. Empfehlungen für die Ausgestaltung von
Fortbildungsveranstaltungen (Kurzfassung) 97

Anhang B. Synopse der Akademien für ärztliche
Fortbildung (Stand Juni 1984) 100

Anhang C. Beobachtungsbogen für Vorträge
(Institut für Didaktik der Medizin der Universität Bonn) . 118

Anhang D. Fragebogen zur Bewertung des
Notfalldienstseminars „Akuter Notfall – was tun?" der
Akademie für ärztliche Fortbildung und Weiterbildung
der LÄK-Hessen 120

Literatur 122

Register 124

1 Einführung

Vierzehn Jahre Leitung einer neugegründeten Akademie für ärztliche Fortbildung in einer Zeit der Kritik, der Suche nach neuen Wegen, der Skepsis über die Zweckmäßigkeit des eigenen Tuns, aber auch der Experimente und Versuche, das tradierte Verhalten zu verbessern, legten den Gedanken nahe, die bisher gemachten Erfahrungen zu sammeln und aufzuschreiben.

Reine Erfahrung zu vermitteln, ist des gänzlich subjektiven Charakters der Erfahrung wegen nicht möglich. Auf einem so komplexen Gebiet wie dem der ärztlichen Fortbildung gibt es aber keine reine Erfahrung, sondern nur ein nicht differenzierbares Gefüge von Wahrnehmungen, Beobachtungen, vorhandenem Wissen und von Theorien, die am Erfahrenen gemessen werden, so daß es sich bei der Beschreibung von Erfahrungen in Wahrheit um die Mitteilung von Tätigkeiten handelt, die selbstkritisch und fremdkritisch begleitet und reflektiert zu „Anschauungen" führen, die man etwa als unscharf formulierte Theorien definieren kann.

So möge auch der vorliegende Versuch aufgefaßt werden. Er erhebt keinen Anspruch auf Wissenschaftlichkeit, aber er möchte das eben aus der Erfahrung gewonnene Material zusammentragen, das als ein Baustein für eine Wissenschaft von der ärztlichen Fortbildung dienen könnte. Demgemäß sind eigene Beobachtungen und vorhandene Theorien sowie Ansätze wissenschaftlicher Bearbeitung von in der Tätigkeit gefundenen Problemen so miteinander verwoben, daß es dem Leser, der in dieser Abhandlung Anregungen für eigenes Handeln auf dem Gebiet der ärztlichen Fortbildung finden möchte, gelingen möge, manche Analogien zu seiner eigenen Situation als Fortbildungsbeflissener oder als Organisator von Fortbildungsmedien zu entdecken und für sein Anliegen aus dem Dargebotenen Nutzen zu ziehen. Der Nutzen kann auch aus der begründbaren Ablehnung von Anschauungen und Beobachtungsergebnissen, die hier mitgeteilt sind, hervorgehen. Es kommt darauf an, ein Problem zu erkennen und sich damit zu beschäftigen. Die Schlußfolgerungen mögen unterschiedlich sein. Vor allen Dingen sollen die großen Fragen der Fortbildung angesprochen werden, die Ziele, die Verpflichtung, die entweder ganz formal oder auch mit einem großen individuellen Entscheidungsspielraum versehen aufgefaßt werden können. Des weiteren geht es um die Frage der individuellen und der kollektiven Fortbildung und ihrer entsprechenden Methoden und nicht zuletzt um den schwierigen und bis heute – wenigstens bei uns – sehr stark vernachlässigten Bereich einer planmäßigen wissenschaftlichen Bewertung aller Arten von Fortbildung in bezug auf das vorgegebene Ziel einer stetigen Verbesserung der ärztlichen Versorgung der kranken Menschen.

Alle diese Fragen sind theoretisch nicht befriedigend gelöst und müssen dennoch jederzeit praktisch so angegangen werden, als seien sie es bereits. Sie spiegeln genau die Situation des Arztes wider, in der er sich in seiner täglichen Arbeit erkennt.

Darauf hinzuweisen und für die Tätigkeit in der Fortbildung Wahl- und Entscheidungshilfen anzubieten, ist meine Absicht.

Ich habe all denen zu danken, die es mir ermöglichten, die hier geschilderten Erfahrungen durch großzügiges Gewährenlassen zu gewinnen: dem Präsidium der Landesärztekammer Hessen; ihrem Präsidenten Dr. Bechtoldt; ihrem Hauptgeschäftsführer und jetzt meinem Nachfolger im Amt des Vorsitzenden der Akademie, Prof. Dr. Rheindorf; dem didaktischen Berater der Akademie, Prof. Dr. Renschler, Bonn; den Kolleginnen und Kollegen der Arbeitsgemeinschaft der Akademien für die gemeinsame Erarbeitung der Empfehlungen und ganz besonders meiner Mitarbeiterin, der Leiterin der wissenschaftlichen Abteilung der Akademie, Frau Dipl.-Soz. Gisela Rieck, die meinen Versuch von Anfang an mit ihrem Rat sowie tatkräftiger Hilfeleistung begleitete, mir aus ihrer publizistischen Erfahrung heraus manchen nützlichen Hinweis geben und mich vor vermeidbaren Fehlern und Irrtümern bewahren konnte. Dank auch dem Springer-Verlag für die Ausstattung dieser Schrift und ihre Einreihung in eine neue Serie von Fachbüchern, aus denen die ärztliche Fortbildung den größtmöglichen Nutzen ziehen möge.

Nicht zuletzt herzlichen Dank meiner lieben Frau, die in den vergangenen 14 Jahren manche erträumte Freuden des Ruhestands entbehren mußte, was sie im Interesse einer Sache tat, die sie zu der ihren machte.

2 Voraussetzungen einer organisierten systematischen Fortbildung

Der große Aufwand, der mit der ärztlichen Fortbildung getrieben wird, die schon fast unübersehbare Präsentation von Veranstaltungen aller Art, von Büchern, Zeitschriften, Filmen, Kassetten und Bildplatten, legt die Frage nahe, ob hier der einzelne Arzt in seiner Wahl nicht überfordert werde, ob er in diesem unsystematischen, geradezu chaotisch zu nennenden Angebot das für ihn Nützliche, Passende und mit der größten Erfolgsaussicht Versehene zu erkennen vermöge.

Die Frage zu stellen heißt zumindest schon, einer Antwort mit Skepsis entgegenzusehen. Sie würde auch, wie zahlreiche Gespräche ergeben haben, sehr unterschiedlich ausfallen.

Es sollte deshalb wenigstens der Versuch gemacht werden, die damit verbundenen Probleme gesammelt darzustellen, aus dem Bedürfnis des Arztes heraus und aus dem objektiv feststellbaren Bedarf an Fortbildung eine gewisse gedankliche Ordnung in Angebot und Realisierung von Fortbildung zu bringen, um nicht irgendeine beliebige Fortbildung in der gewohnten Weise weiterzuvollziehen, sondern ein System für die Wahl der Mittel anhand gefundener Kriterien zu erarbeiten, in dem die einzelnen Angebote auf das Ziel der Fortbildung ausgerichtet sind, und sich zu bemühen, dieses Ziel mit möglichst hoher Effektivität und Effizienz zu erreichen.

Genau das ist die Absicht dieser Arbeit, die aus den Erfahrungen einer fast 15jährigen Tätigkeit in einer Fortbildungsakademie entstanden ist.

Das Ziel besteht darin, Überlegungen für eine zweckmäßige Fortbildung anzustellen, Schlußfolgerungen zu ziehen und diese zu begründen. Der Hauptwert wird darauf gelegt, die Begründungen auf praktische Erfahrungen zu stützen. Vielleicht kann damit den Organisatoren der Fortbildung, den Referenten oder Fortbildungslehrern und sogar jedem Arzt, der sich Gedanken über das ihn fordernde Fortbildungsangebot macht, eine nützliche Orientierungshilfe gegeben werden. Wenn das in einem nennenswerten Maße geschähe, wäre dem Zweck dieser Arbeit genüge getan.

Die folgenden Ausführungen beruhen auf 2 Prämissen. Wir gehen von den hierzulande herrschenden berufsrechtlichen Verhältnissen und dem gegenwärtigen Stand der Theorie ärztlicher Fortbildung aus. Deshalb bewegen sich unsere Überlegungen in einem Raum bedingt freiwilliger Fortbildung. Unsere eigenen Versuche und die damit gewonnenen Erfahrungen haben zwar die vielfältig vorhandenen Abhandlungen über Lernpsychologie, Erwachsenenbildung im Allgemeinen und ärztliche Fortbildung im Besonderen berücksichtigt, aber den in der Fortbildungspraxis erzielten Erkenntnissen wurde immer der Vorzug gegeben, wenn diese von den in der Literatur genannten Theorien und Merksätzen abwichen. Es handelt sich hier im wesentlichen um Schilderungen von Erfahrungsergebnissen und Einsichten, die in mehrjähriger praktischer Fortbildungsarbeit in der Akademie für ärztliche Fortbildung und Weiterbildung der Landesärztekammer (LÄK) Hessen und durch Vergleiche mit überregionalen, internationalen und regionalen Veranstaltungen gewonnen wurden.

Der Ausdruck „bedingt freiwillige Fortbildung" will besagen, daß wir voraussetzen, daß Fortbildung eine Pflicht des Arztes ist, die sich aus seinem Berufsethos ableiten läßt, die auch in den meisten Berufsordnungen kodifiziert ist und der er sich nicht entziehen kann. Andererseits ist der Arzt frei in der Bemessung des Umfangs seiner Fortbildung, in der Relation zwischen individueller und kollektiver Fortbildung, in der Themenwahl sowie in der Wahl von Ort und Zeit. Somit besteht die Freiwilligkeit nur bedingt. Diese Freiheit der Wahl halten wir allerdings für sehr wesentlich, um eine möglichst hohe Effektivität der Fortbildung für den einzelnen Arzt zu erzielen. Nur so kann er aus dem vorhandenen Angebot das für ihn persönlich Passende, das seinen eigenen Bedürfnissen Entsprechende und das seiner jeweiligen Situation Gemäße auswählen, somit eine nach individuellen Maßen ausgerichtete Fortbildung betreiben. Dies halten wir für günstiger und effektiver als jedes Zwangssystem, weil es die Motivation zur Fortbildung in keiner Weise beeinträchtigt.

Das ist eine Überzeugung, für deren Richtigkeit es aber keine vergleichenden wissenschaftlichen Untersuchungen zwischen Systemen mit obligatorischer und solchen mit freiwilliger Fortbildung gibt, so daß man unserer These, ebenfalls aus Überzeugung, widersprechen kann.

Jeder, der Fortbildungsprogramme für bestimmte Zielgruppen mit einem präzisen Lerninhalt entwickeln soll, wird angesichts der Ungewißheit, wie sein Angebot angenommen werde, wohl einmal in die Versuchung geraten, sich eine Zwangsfortbildung zu wünschen und dieses Ziel politisch zu verfolgen. Wir meinen aber, es ist nur der Drang, den leichteren Weg zu gehen, der solche Pläne nährt. Gewiß gibt es manches, was für eine obligatorische Fortbildung spricht: Der Organisator kann seine Zielgruppe ganz klar festlegen; er weiß, mit welcher Zahl von Teilnehmern er etwa rechnen kann. Er kann die Teilnehmer nach Approbationsalter einteilen und damit eine ziemlich homogene Gruppe bekommen, auf die er Lernziele und Durchführungsmethode der Veranstaltung besser zuschneiden kann, als es bei inhomogenen Gruppen der Fall ist. Es ist dann auch möglich, ganze Kurse, d.h. Fortsetzungsseminare zu organisieren, mit denen ein höherer Lerneffekt zu erzielen ist als mit einmaligen Darbietungen, denn die für die Haftung im Gedächtnis und für die praktische Anwendung des Stoffs so vorteilhafte, im Durchschnitt sogar unentbehrliche Wiederholung fehlt. Es läßt sich also bei einer bekannten Teilnehmerschaft, wie sie bei obligatorischer Fortbildung möglich ist, eine ganz systematische Fortbildung organisieren. Dabei ist es auch einfacher, neue Kommunikationsmittel zu erproben und anzuwenden, und damit eine größere Effektivität zu erzielen. Den weiteren Vorteil, damit jeden Arzt auf diese Weise zu erreichen, möchte ich nur der Vollständigkeit halber erwähnen.

So jedenfalls kann man es sich vorstellen. Allerdings besteht dagegen sehr wahrscheinlich eine geringere Motivation des Teilnehmers zu einer Fortbildung, die er absolvieren muß, als wenn er sie selbst je nach Lust und Laune wählen kann. Der Arzt kann seine Wahl auch nicht nach seinen individuellen Lerngewohnheiten treffen, sondern er muß sich einem Zwang beugen, der ihm als berufserfahrenem, im Leben bewährtem Menschen an sich schon widerstrebt.

Wenn man Vor- und Nachteile einer Pflichtfortbildung einander gegenüberstellt, würde ich in Kenntnis der überwiegenden Mentalität unserer Kollegen der Freiwilligkeit, wie sie bei uns gegeben ist, den Vorzug einräumen. Das ist selbstverständlich eine subjektive Bewertung des Problems und nicht etwa das Resultat einer wissenschaftlichen Untersuchung. Forschung auf dem Gebiet der Evaluation von Fortbildungssystemen gibt es noch kaum, und sie ist auch außerordentlich schwer in die Wege zu leiten. In dieser mißlichen Lage müssen wir uns auch weiterhin auf Beobachtungen und Eindrücke verlassen, wohl wissend, daß sie sich wissenschaftlich gesehen auf schwachen Füßen fortbewegen. Die Folgerung, die wir daraus ziehen, lautet, nicht schwarzweiß zu malen, sondern jedem begründbaren Standpunkt die ihm eigene Berechtigung zuzubilligen und sich darüber im klaren zu sein, daß die eigene einmal gefaßte Meinung nicht für alle Zukunft gleich bleiben muß.

Der Generationenwechsel, den wir in der letzten Zeit in der Zusammensetzung der Teilnehmer an den Fortbildungsveranstaltungen besonders deutlich beobachten, das allmählich aufgekommene Überwiegen jüngerer Kollegen in den Hörsälen und Seminarräumen, hat es bereits vermocht, den Stil der Veranstaltungen, ihren Ablauf und die Kommunikation zwischen Dozenten und Zuhörern zu ändern, eine viel aktivere Beteiligung der letzteren zu fordern und auch zu erreichen, als es bisher der Fall war.

Kritische Beobachtung und Kontrolle auch des eigenen Tuns und nicht nur des Verhaltens anderer ist die Voraussetzung eines Fortschritts, den wir auf dem Gebiet der ärztlichen Fortbildung bitter nötig haben.

Wir werden also die allgemeine Fortbildungsverpflichtung, wie sie im

§ 7 der Berufsordnung für die Deutschen Ärzte formuliert ist, als Basis unserer folgenden Ausführungen annehmen, da sie einen Rahmen bildet, der in mannigfacher Weise ausgefüllt werden kann, und auch Raum für durch Erkenntnis und Erfahrung nötig erscheinende Änderungen in Organisation und Methoden der Fortbildung in ausreichendem Maße gewährt.

Der § 7 der Berufsordnung lautet:

Fortbildung:

1. Der Arzt, der seinen Beruf ausübt, ist verpflichtet, sich beruflich fortzubilden und sich dabei über die für seine Berufsausübung jeweils geltenden Bestimmungen zu unterrichten.
2. Geeignete Mittel der Fortbildung sind insbesondere:
    a) Teilnahme an allgemeinen oder besonderen Fortbildungsveranstaltungen (Kongresse, Seminare, Übungsgruppen, Kurse, Kolloquien),
    b) klinische Fortbildung (Vorlesungen, Visiten, Demonstrationen und Übungen),
    c) Studium der Fachliteratur,
    d) Inanspruchnahme audio-visueller Lehr- und Lernmittel.
3. Der Arzt hat in dem Umfange von den aufgezeigten Fortbildungsmöglichkeiten Gebrauch zu machen, wie es zur Erhaltung und Entwicklung der zur Ausübung seines Berufes erforderlichen Fachkenntnisse notwendig ist.
4. Der Arzt muß eine den Absätzen 1-3 entsprechende Fortbildung gegenüber der Ärztekammer in geeigneter Form nachweisen können.

Hieraus ergibt sich für alle Anbieter von Fortbildung die Verpflichtung, dem Sinn dieses § 7 zu entsprechen. Das bedeutet,

1. eine Vielgestaltigkeit von Veranstaltungen zu organisieren, von denen jede einzelne eine ihr eigentümliche Zielrichtung und damit auch eine spezielle Indikation zu ihrer Wahl haben muß;
2. sich nicht nur um Fortbildungsveranstaltungen, also um die Mittel der kollektiven Fortbildung zu kümmern, sondern ebenso die Literatur und die audio-visuellen Methoden zu berücksichtigen;
3. eine Effektivität der Fortbildung zu sichern, da das Ziel in der Erhaltung und Entwicklung der zum Beruf erforderlichen Fachkenntnisse liegt;
4. dafür zu sorgen, daß der Arzt in der Lage ist, seine Fortbildungsaktivitäten und evtl. deren Ergebnisse der Kammer in der von ihr jeweils geforderten Form nachzuweisen.

Diese hier aus dem § 7 der Berufsordnung abgeleitete Verpflichtung müßte für jeden Organisator von Fortbildungsmaßnahmen gelten. Berufsrechtlich kann sie aber nur von den Kammern und ihren Fortbildungseinrichtungen gefordert werden. Damit ist auch wieder das Problem einer Harmonisierung der Fortbildung innerhalb ihrer so sehr unterschiedlichen Trägerschaft angesprochen. Es wird uns noch mehrere Male beschäftigen.

3 Grundlage der ärztlichen Fortbildung – die wissenschaftliche Heilkunde

Die Heilkunde als Wissenschaft und die Ausübung des ärztlichen Berufs auf allen Gebieten und in jeder Form sind eng miteinander verknüpft und beeinflussen sich gegenseitig. Zwar ist die Forschung an sich unabhängig und stellt ihre Fragen selber, aber es wäre nicht realistisch anzunehmen, daß die Erfahrungen aus der praktischen Medizin nicht konkrete Fragen aufwürfen, die von der Forschung bereitwillig aufgenommen würden, um an einer Lösung zu arbeiten. Die ausübende Medizin hingegen erhält laufend die Ergebnisse der Forschung, um sie zu prüfen, zu verwerfen oder in ärztliche Handlung umzusetzen. So ist also die Aussage berechtigt, daß Forschung und praktische Medizin eine enge und unauflösliche Bindung zueinander haben, die beim Universitätslehrer aus seiner Funktion als Forscher, Lehrer und klinischer Arzt heraus eine amtlich geforderte Personalunion bedeutet, aber nicht nur theoretisch, sondern in vielen Fällen auch tatsächlich beim praktizierenden Arzt ebenfalls zutrifft.

Jaspers sagt dazu in seinem Buch *Die Idee der Universität:* „Ausbildung zum Forscher und Ausbildung zur Befähigung im praktischen Beruf ist dasselbe. Denn in diesen Berufen ist jeder in der Weise des Umgangs mit seinen Aufgaben, in der methodischen Denkweise ein Forscher, wenn er es gut macht. Forschung im Sinne des Findens neuer allgemeingültiger Erkenntnis ist etwas Großes, aber ihre Haltung ist von der des Findens des rechten Tuns in der Praxis durch keine scharfe Grenze getrennt" [15].

Mit dieser Grundanschauung ließe sich auch in der Fortbildung eine Einheit von Lehrenden und Lernenden, deren Rollen auswechselbar wären, herstellen, da beide Gruppen, bei gegenseitiger Anerkennung der Schwerpunkte ihrer – wissenschaftlichen – Tätigkeit, in ihrer prinzipiellen Denkungsart übereinstimmen. Jedoch empfindet man in unseren Fortbildungshörsälen sehr oft und sehr deutlich die unsichtbare Trennwand zwischen dem akademischen Lehrer und dem praktizierenden Arzt, die auch durch den heutzutage sehr wenig förmlichen Umgang miteinander nicht zum Verschwinden gebracht wird. Man kann demnach die beschriebene und nicht nur wünschenswerte, sondern zu fordernde geistige Einheit aller ärztlich Tätigen, also aller Berufsangehörigen, nicht als allgemein existent annehmen.

Die Möglichkeiten zu eigener wissenschaftlicher Betätigung sind in der Praxis nicht groß, v. a. ist der praktizierende Arzt von der experimentellen Forschung, aus der die wesentlichen in der Fortbildung zu vermittelnden Ergebnisse stammen, fast gänzlich ausgeschlossen. Ein zweiter Robert

Koch ist heute kaum vorstellbar. Es bleibt dem niedergelassenen Arzt gerade noch die Beteiligung an epidemiologischen Studien oder ähnlichem, doch auch dafür fehlt ihm die nötige Zeit, und damit erlahmt auch sein Interesse an solcher Arbeit, selbst wenn es anfangs nocht lebhaft vorhanden war.

Die Fortbildung wird daran nicht viel ändern können. Das ist aber auch gar nicht nötig, denn die Beibehaltung wissenschaftlicher Denkweise in der praktischen Anwendung der von anderen gewonnenen wissenschaftlichen Erkenntnisse würde – nach Jaspers – nur die Einheit in der Wissenschaft bestätigen.

Nehmen wir uns noch einmal den Konditionalsatz „wenn er es gut macht" aus dem Zitat von Jaspers [15] vor, so haben wir eine ganz präzise Aufgabe der Fortbildung neu gewonnen, nämlich mit der Erfüllung dieser Bedingung die Einheit in der Wissenschaft als besonderes Ziel der Fortbildung zu setzen.

Die Fortbildung kann zur Erreichung dieses hoch gesteckten Zieles einiges beitragen. Sie kann im Aufbau ihrer Programme, in der Themenwahl und der methodischen Durchführung der Veranstaltungen viel zur Verwirklichung und Festigung der beschriebenen Geisteshaltung tun. Im 5. Europäischen Kongreß der Europäischen Akademie für ärztliche Fortbildung im Januar 1985 in Bad Nauheim hat die Genfer Philosophin, Frau Prof. J. Hersch [10], zum Ausdruck gebracht, daß es in der Lehre und somit auch in der ärztlichen Fortbildung nicht nur darauf ankomme, Resultate wissenschaftlicher Forschung weiterzugeben, sondern für die Empfänger dieser Informationen sei es von größter Wichtigkeit zu erfahren, wie die Resultate gewonnen wurden, wie die Forscher mit ungleichen Schritten, Erfolg und Mißerfolg ausdrückend, ihr Ziel erreichten und wie sie selber diesen Weg erlebt haben. Eine solche Darstellung ist in unseren Fortbildungsveranstaltungen allerdings ungewöhnlich und wäre, würde man sie verlangen, für unsere Referenten zunächst befremdend und mühevoll. Trotzdem ist der Gedanke richtig, will man den Sinn für Wissenschaftlichkeit erhalten und fördern, die Freude daran wecken oder wiedererwecken und eine Gemeinsamkeit von Forschern und Praktikern entstehen lassen, was bei letzteren die Kritikfähigkeit heben und bei den anderen das Begreifen der Lage, in der sich der Praktiker befindet, verbessern dürfte. Auch das ist eine zwar nicht kodifizierte, aber aus der Erfahrung geborene Aufgabe der ärztlichen Fortbildung. Es ist dies eine Frage der Darstellungsmethodik in den Veranstaltungen und v. a. des Darandenkens.

Unsere Fortbildungsbemühungen beziehen sich demgemäß auf den Arzt, der diese Einheit von Wissenschaft und praktischer ärztlicher Tätigkeit als für sich verbindlich angenommen hat. Einen anderen Typus des

Arztes, den es schon immer gab, der aber in letzter Zeit deutlich spürbar in Erscheinung tritt, kann die offizielle organisierte Fortbildung nicht anerkennen, da es ihn auch berufsrechtlich nicht geben darf.

In der Bundesrepublik Deutschland ist der Kassenarzt verpflichtet, die Mitglieder der gesetzlichen Krankenversicherung, die zusammen mit den sog. Ersatzkassen jetzt über 90% der Bevölkerung umfassen, nach „den Regeln der ärztlichen Kunst" zu versorgen. Diese Regeln der ärztlichen Kunst sind jedoch nur im Rahmen einer wissenschaftlichen Medizin zu finden, wenn auch eine für Streitfälle brauchbare Definition des Begriffs große Schwierigkeiten bereitet.

Ärzte, die anderen Richtungen anhängen, Methoden anwenden, die nicht allgemein anerkannt sind, die mit anderen Worten das betreiben, was man heute „alternative Medizin" nennt, sind hier nicht unmittelbar als solche angesprochen. Es wäre aber m. E. ein verhängnisvoller Fehler, wollte sich die offizielle Fortbildung überhaupt nicht um diese Kollegen kümmern, die sich in den Randgebieten der Heilkunde bewegen, besonderen Theorien huldigen und in der Regel Außenseitermethoden gebrauchen.

Bei ihnen könnte man folgerichtig einen Fortbildungsbedarf vermuten, weil sich durch ihr Verhalten Lücken in dem, was man „ärztliche Kunst" nennt, offenbaren. So leicht darf man aber das sehr komplizierte Problem nicht angehen. Zum einen ist die Zahl der Ärzte, um die es sich hier handelt, inzwischen recht groß geworden, und sie wird schon wegen der nicht zu übersehenden Sympathie weiter Kreise der Öffentlichkeit noch größer werden, zum anderen wird ja gerade von dieser Seite behauptet, das, was man ärztliche „Kunst" nennt, werde von ihnen viel mehr gepflegt als von den reinen Anhängern der „Schule". Sie bedienten sich einer Erfahrungswissenschaft, deren Grundlage nicht in physiologischen Experimenten oder chemischen Formeln bestünde, sondern eben in der täglichen Erfahrung therapeutischer Wirksamkeit.

Es wird schon aus quantitativen Gründen notwendig sein, diesen Kollegen die Gelegenheit zu verschaffen, sich und ihre Methoden selber zu prüfen, indem sie sich den Diskussionen mit anderen Ärzten zur Verfügung stellen und ihre Erfahrungen dem kritischen Urteil der sog. Schulmediziner unterbreiten. Das würde bedeuten, daß man sie zu gemeinsamen Seminaren einlädt, in deren Programm auch Referate ihrer Richtung aufgenommen sind, oder sie mit Korreferaten zu Vorträgen konventioneller Art betraut.

Die Erfahrungen, die wir selber mit solchen Veranstaltungen machten, waren nicht gerade ermutigend, weil die wenigen Kollegen dieser Richtungen, die einer derartigen Einladung Folge zu leisten gewillt sind, es gewöhnlich nur deshalb tun, weil sie sich in ihrer Überzeugung so sicher fühlen und von vornherein nicht die Absicht haben, sich etwa belehren zu lassen, sondern im Gegenteil die anderen über die Richtigkeit ihrer Theorien belehren möchten. Sind dann in der Diskussion ihre Argumente erschöpft, und haben sie nicht zu überzeugen vermocht, verharren sie dennoch auf ihrem Standpunkt, so daß die andere Seite die Geduld zur Fortsetzung der Aussprache verliert.

Trotzdem sollte man nicht so bald aufgeben und die bisher gemachten Erfahrungen nicht als Zeichen einer Unüberbrückbarkeit der einander entgegengesetzten Standpunkte bewerten. Man hat bislang noch keine gemeinsame Sprache gefunden, so daß man bei kritischer Überprüfung der Diskussionen immer wieder feststellt, daß häufig aneinander vorbeigeredet wurde. Natürlich muß man für die Beschäftigung mit diesen schwierigen Dingen zwischen den verschiedenen Richtungen sorgfältig differenzieren. Alternative Medizin ist ja keineswegs etwas Einheitliches.

Fortbildung muß auch die Kritik an allem, was man tut, als einen wesentlichen Teil ihrer Aufgabe einschließen. Auch Außenseiter muß man anhören, ein Urteil über sie a priori ist nicht statthaft. Eine gerechte Bewertung gewisser Außenseitermethoden auf einer Fortbildungsveranstaltung gewinnen zu wollen, ist gewagt und äußerst schwierig. Da wir aber der Beschäftigung mit diesem Problem nicht ausweichen dürfen, müssen entsprechende Veranstaltungen mit großer Sorgfalt und unter Zuhilfenahme von einsichtigen Vertretern beider Seiten vorbereitet werden. Unsere eigenen unbefriedigenden Ergebnisse solcher Versuche sind vermutlich dadurch entstanden, daß wir diese Forderungen nicht ausreichend beachteten.

Es ist ziemlich gewiß, daß diese Meinung nicht unwidersprochen bleibt. Man sollte aber bedenken, daß auch die Ergebnisse anerkannter Wissenschaft der Prüfung ihrer Relevanz, ihrer Brauchbarkeit in der ärztlichen Praxis und ihrer Sicherheit und Ungefährlichkeit bedürfen. Selbst in der wissenschaftlichen Medizin gilt oft genug der Satz, daß die Wahrheit von heute der Irrtum von morgen sein kann, was uns die Verpflichtung auferlegt, nach allen Seiten hin offen und kritisch zu sein. Kritikfähigkeit kann man lernen, genauso wie Logik, und sie gehört somit in die Methodik der Fortbildung, die auch in den Veranstaltungen zum Ausdruck kommen muß.

Es wird hier oft der Ausdruck Wissenschaft und wissenschaftlich gebraucht. Unter Wissenschaft wird nicht allein Naturwissenschaft verstanden, wie sie Naunyn für die Medizin als Conditio sine qua non forderte, sondern mit „wissenschaftlich" soll eine Haltung und eine Denkmethode bezeichnet werden, die mit der Absicht verbunden ist, aus gegebenen oder gefundenen Prämissen zu widerspruchsfreien Aussagen zu gelangen, die prinzipiell nachvollziehbar sein müssen. Das ist bei Erfahrungen nicht ohne weiteres vorauszusetzen, sondern nur dann, wenn sie wissenschaftlich aufbereitet werden.

Da es aber nicht nur darauf ankommt, nach den Gesetzen der Logik zu einwandfreien Schlußfolgerungen aus gegebenen Prämissen zu gelangen, sondern viel mehr darauf, die Richtigkeit und Vollständigkeit der Prämissen zu prüfen, wäre es nicht angebracht, die wissenschaftliche Medizin deshalb zu schelten, weil ihre Aussagen, ihre Ergebnisse und die Anwendung ihrer Ergebnisse einem Wandel unterworfen sind und ihre Wahrheiten zu Irrtümern werden können. Bei dem komplexen Geschehen, das im lebenden Organismus allgemein und in dem des mit Psyche und Ratio versehenen Menschen in besonders hohem Maße obwaltet und das unübersehbar ist, kann ein mit verhältnismäßig einfachen Modellen erhaltenes Resultat nur mit überschaubaren ursächlichen Faktoren gewonnen werden. Wenn es sich später als falsch oder bedingt falsch erweist, so hatte man zuerst andere ursächliche Faktoren oder begleitende Faktoren nicht erkannt und wahrscheinlich auch nicht erkennen können. Das gilt in eindrucksvoller Weise für die aktuelle Situation unserer Arzneitherapie, wo immer neue, bisher unbekannte unerwünschte Wirkungen zum Vorschein kommen, die sich bisher der Entdeckung, v. a. wegen ihrer Seltenheit oder der langen Latenzzeit dieser Nebenwirkungen, entzogen haben. Es gibt viele solcher Beispiele, die alle zu der Erkenntnis führen, daß eine große Gruppe wissenschaftlicher Ergebnisse in der Medizin prinzipiell keine widerspruchsfreien Schlußfolgerungen aus gegebenen Prämissen zuläßt, weil diese Prämissen zwar an sich richtig, aber in ihrer Gesamtheit nicht ausreichend sein können, da immer noch andere denkbar sind. Das heißt selbstverständlich nicht, daß das Gesetz von Ursache und Wirkung in der Medizin nicht stimmt, sondern daß in der Medizin nicht alle Ursachen, die zu einer Wirkung führen, und nicht alle Wirkungen, die eine Ursache hervorruft, bekannt sein können. Diese Erkenntnis ist in der ärztlichen Fortbildung v. a. für die Behandlung der Frage von „Handlungsanweisungen", die uns später noch beschäftigen wird, von Bedeutung. Es ist immer notwendig, die Relativität und Konditionalität aller Handlungserwartungen am Menschen hervorzuheben.

Gerade deshalb muß der Arzt, der am Menschen „handelt", in erster Linie einen wissenschaftlich geschulten kritischen Verstand walten lassen, der seinerseits einer ständigen Übung am konkreten Falle bedarf. Auch das gehört zur permanenten Fortbildung. Man kann es sich gewiß sehr viel einfacher machen, nur muß man wissen, daß man sich dann außerhalb der Wirklichkeit befindet. Meistens kommt man ja damit zurecht.

Voltaire wird der böse Satz zugeschrieben, der Arzt sei ein Mann, der einen Körper, den er nicht kennt, mit Mitteln behandelt, die er ebenfalls nicht kennt. Gerade in diesen über 200 Jahren seit Voltaire hat sich die wissenschaftliche Medizin entwickelt und eine damals nicht für möglich gehaltene Höhe erreicht. Sie hat Stück für Stück aus diesem damals gar nicht so völlig falschen Urteil herausgebrochen. Wir müssen wissen, daß ihm trotzdem noch ein kleiner Wahrheitsgehalt anhaftet. Aber wir wissen es und richten unsere überlegten Handlungen danach ein.

4 Ziel der ärztlichen Fortbildung

Das Ziel der Fortbildung könnte so beschrieben werden, daß jeder Arzt laufend Kenntnis erhält von den für sein Fach wichtigen neuen Ergebnissen der Forschung und deren erprobter Anwendung in der praktischen Medizin sowie von neuen klinischen Methoden und Verhaltensweisen. Was für ihn nötig oder auch nur brauchbar ist, muß der Arzt nicht nur als Information dargeboten bekommen, sondern er muß auch die Gelegenheit erhalten zu lernen und, falls es sich um Fertigkeiten oder Techniken handelt, sie zu üben.

Mit dieser Definition wäre aber der Arzt allein im Blickfeld der Fortbildung, während er doch nur der Mittler der Fortbildungsinhalte für den Patienten ist. Dieser ist jedoch der eigentliche Endzweck einer Medizin, die sowohl eine individuelle, als auch eine soziale Aufgabe zu erfüllen hat. Einem solchen Ziel ist v.a. eine organisierte, institutionelle Fortbildung verpflichtet, gleichgültig von welchen Institutionen, staatlichen, berufsständischen oder privaten, die Aufgabe übernommen wird.

Abgesehen von vorhandenen gesetzlichen Regelungen sind soziale Erfordernisse und die ärztliche Ethik die sichere Grundlage ärztlicher Berufsausübung und damit auch der Fortbildung. Jede organisierte systematische Fortbildung muß demnach bestrebt sein,

1. die entsprechenden Forschungsergebnisse und wissenschaftlichen Erkenntnisse jedem Arzt, für dessen Tätigkeit sie von Bedeutung sind, zu übermitteln;
2. die Methoden, wie diese Informationen für die praktische Berufsausübung nutzbar gemacht werden können, darzustellen und zu lehren;

3. den Arzt zu motivieren, von diesem Angebot an Fortbildung auch Gebrauch zu machen, um seinen Kranken die Vorteile und Möglichkeiten moderner Medizin zuteil werden zu lassen;
4. dem Arzt das Rüstzeug an die Hand zu geben, das er zur kritischen Prüfung dessen benötigt, was seinen Patienten zum Nutzen gereicht, und zwar unter Berücksichtigung aller gegebenen Umstände.

Wer sich in Übereinstimmung mit diesen Zielen und Aufgaben befindet, wird sich schnell darüber im klaren sein, daß die konventionelle Fortbildung, die aus Vorträgen und zufällig zustande kommenden Diskussionen besteht, nicht mehr ausreicht, sondern daß aufgabengerechte Methoden gefunden werden müssen. Es ist auch leicht einzusehen, daß eine solche Aufgabenlast nicht von einer einzelnen Person, etwa einem Fortbildungsbeauftragten eines Verbands, eines Kreisvereins oder was immer es sei, getragen werden kann, daß vielmehr eine Institutionalisierung zur Erfüllung der vielfältigen Aufgaben unumgänglich wird. In welcher Form sie erfolgen sollte, welches die Kriterien für eine zweckmäßige Formgestaltung sein müßten, soll später noch dargestellt werden.

5 Zielgruppe dieser Ausführungen über die Organisation der kollektiven Fortbildung

Es war zunächst vorgesehen, diese Abhandlung nur den Organisatoren und Planern von Fortbildungsveranstaltungen anzubieten. Im Verlauf der näheren Beschäftigung mit der Fülle der während der Niederschrift auftretenden Fragen schien es aber zweckmäßiger zu sein, alle Ärzte, seien sie in der Fortbildung Lehrende oder Lernende oder – wie es eigentlich sein sollte – beides, für ein Konzept der Fortbildung, ihre Ziele, ihre Methoden, die Wahl der Themen und die zu beachtenden Grenzen zu interessieren und die Probleme sowie die hier gezeigten Lösungsversuche zur Diskussion zu stellen. Schließlich geht dieses weit gefächerte Thema jeden Arzt an, denn er ist mittelbar oder unmittelbar davon betroffen. Auch könnte die Darstellung der in einer Funktion in der Fortbildung gewonnenen Einsichten hier und da Widerspruch auslösen, so daß in einem dialektischen Prozeß höhere Einsichten resultieren würden. Solche Möglichkeiten soll man sich nicht entgehen lassen. Durch die Beschäftigung mit allen implizierten Problemen würden aber alle, Lehrende und Lernende, Nutzen ziehen.

Was Fortbildung sei, welche Ziele sie habe, wie man sie organisatorisch gestalten und als Lernender möglichst nutzbringend verwerten solle, kann immer von mehreren Standpunkten aus gesehen werden. Man muß sich mit vielen Perspektiven vertraut machen, um zu erkennen, weshalb die Dinge so unterschiedlich gesehen werden und warum das auch so sein muß.

Hier müssen wir eine Weile in der Fortsetzung des Gedankengangs innehalten und uns dessen bewußt werden, daß die hier gegebene Definition der Fortbildung und ihrer Ziele den Arzt als den Empfänger der Fortbildung, als Objekt einer von anderer Seite ins Werk gesetzten Aktivität betrachtet und seine eigene Initiative als Subjekt der Fortbildung scheinbar unberücksichtigt läßt.

Es wurde bereits hervorgehoben, daß wir alle Ärzte ansprechen wollen, daß aber diejenigen, die sich auftragsgemäß um die Fortbildung des Arztes bemühen, für die also der Arzt in der Tat Objekt ihrer Anstrengungen ist, die Organisatoren, die Referenten, die Fortbildungslehrer, in erster Linie unsere Zielgruppe bilden. Jedoch bleibt die Eigeninitiative des Arztes nicht nur unbestritten, sie muß sogar als wesentlicher und unentbehrlicher Bestandteil des lebenslangen Lernens, das dem Arztberuf immanent ist, vorausgesetzt werden. Unser Thema verlangt es aber zu untersuchen, wie Fortbildung von dritter Seite in bezug auf die gegebenen Ziele am besten und vorteilhaftesten programmiert und organisiert wird und welche Modelle zur Erreichung größtmöglicher Effektivität angeboten werden können.

Wir behandeln also zunächst ausschließlich die kollektive Fortbildung. Man versteht darunter Fortbildungsveranstaltungen, die für eine mehr oder weniger große Anzahl von Ärzten ausgerichtet werden. Dem steht die individuelle Fortbildung gegenüber, die der einzelne Arzt für sich allein durch Lesen, Benutzung audiovisueller Medien, durch Kontakte mit Kollegen des eigenen oder anderer Fachgebiete oder auch im Gespräch mit Vertretern der Pharmaindustrie betreibt.

Es gibt noch mehrere andere Möglichkeiten für eine individuelle Fortbildung, die später noch eingehend besprochen werden sollen. Diese individuelle Fortbildung kann von den Einrichtungen kollektiver Fortbildung ebenfalls durch verschiedene Maßnahmen eines Verbundsystems gefördert werden, worauf wir gleichfalls erst in der weiteren Folge unserer Darstellung eingehen wollen.

6 Fortbildungsbedarf und -bedürfnisse

Diese Begriffe beinhalten nicht dasselbe. Beide können sogar weit auseinander liegen. Zuerst muß sich der Organisator von Fortbildungsveranstaltungen darüber im klaren sein, daß er mit seinen Angeboten dem fortbildungsbeflissenen einzelnen Arzt durch die Art seiner Ankündigung zwar eine Wahlhilfe gibt, ihn nach den Regeln des Marktes zum Besuch von Veranstaltungen zu bewegen versucht, daß er aber andererseits damit die Verantwortung dafür übernimmt, daß sein Angebot auch wirklich Bedarf und Bedürfnisse des Arztes am sichersten und besten zu befriedigen vermag. Zum besseren Verständnis aller organisatorischen Fragen und solcher der Planung müssen wir Bedarf und Bedürfnisse voneinander unterscheiden. Unter dem Bedarf verstehen wir die objektiv feststellbare Notwendigkeit, einem Arzt oder einer bestimmten Gruppe von Ärzten gewisse Sachverhalte näherzubringen, sie über neue Erkenntnisse oder Methoden zu unterrichten und ihnen ein verändertes Praxisverhalten zu empfehlen, falls persönliche oder allgemeine Gründe dafür ersichtlich sind.

Das kann z. B. der Fall sein, wenn sich die Einführung neuer Impfungen als notwendig oder zweckmäßig erweist, wie etwa die Impfung ärztlichen und medizinischen Personals gegen Hepatitis B, oder die Beherrschung der sonographischen Untersuchungsmethoden bei der Schwangerschaftsüberwachung oder die Indikationen zur Untersuchung mit dem Computertomographen oder dem noch kostspieligeren Kernspintomographen (NMR) oder auch neue, oft verwirrende Bewertungen von chemischen Stoffen in der Pharmakotherapie oder notwendige wichtige Informationen über das Krankheitsbild des AIDS, worüber die Bevölkerung durch die Behandlung des Themas in den Massenmedien stark beunruhigt ist, während die Ärzte darüber noch keine Erfahrungen besitzen.

Die Beispiele ließen sich beliebig vermehren; die oben angeführten sind vielleicht morgen schon nicht mehr gültig, aber neue Anlässe treten fortwährend auf, müssen aufgedeckt und für die Fortbildung aufbereitet werden.

Ein Bedarf läßt sich auch ganz allgemein aus den öffentlichen Diskussionen über den Arzneimittelverbrauch herleiten, bei denen die Ärzte nicht gerade glimpflich wegzukommen pflegen, speziell aber dann, wenn neue Verordnungen über den Umgang mit bestimmten Arzneien erlassen werden, wie wir es in jüngster Zeit mit zahlreichen Wirkstoffen erlebt haben, die wegen schwerwiegender Nebenwirkungen aus dem Handel gezogen worden sind, oder wenn ihre Anwendung auf einzelne Indikationsgebiete beschränkt wird. Alle diese Gegenstände eines objektiven Fortbildungsbedarfs können zugleich subjektive Bedürfnisse des einzelnen Arztes sein, die er aus der täglichen Erfahrung, aus der Lektüre von Fachzeitschriften oder sogar aus der für medizinische Themen heute sehr aufgeschlossenen Laienpresse gewonnen hat.

Wenn auch solche Bedürfnisse den Organisatoren der Fortbildung bekannt werden, so ist dennoch anzunehmen, daß es sich zumeist um Zufälligkeiten handelt und nicht um eine sichere und rechtzeitige Kenntnisnahme von Fortbildungsbedürfnissen, die bei der überwiegenden Mehrheit der Ärzte bestünden. Sie entheben den verantwortlichen Fortbildungsbeauftragten und Organisator nicht der Pflicht, mit Hilfe eigens dafür geschaffener Einrichtungen sowohl die wissenschaftliche Literatur als auch die praktische Berufsausübung laufend zu beobachten, um einen eventuellen Fortbildungsbedarf zu entdecken und die notwendigen Maßnahmen zu ergreifen.

Fortbildungsplanung muß das Ergebnis einer Bedarfsforschung sein. Für unsere Untersuchungen ist es demnach nicht vermeidbar, zwischen Bedarf und Bedürfnissen zu unterscheiden und diesen Unterschied in allen weiteren Überlegungen zur Geltung zu bringen.

Die Feststellung des Bedarfs an Fortbildung muß für die Ärzte insgesamt und für jede Arztgruppe gesondert erfolgen. Auch hieraus ergibt sich wiederum, daß sehr komplexe Aufgaben laufend zu bewältigen sind, die eine Institutionalisierung der Fortbildung dringend erforderlich machen, da nur ein spezielles Organisationssystem in der Lage sein dürfte, diesen Anforderungen zu genügen, damit die Fortbildung nicht, wie vielfach üblich, dem Zufall oder auch den Bedürfnissen und Interessen Dritter überlassen wird.

Aus dem bisher Ausgeführten ergeben sich bereits einige wichtige Schlußfolgerungen für den Fortbildungsorganisator:

1. Jede Fortbildungsveranstaltung soll sich an eine definierte Zielgruppe richten, die als solche direkt angesprochen werden muß.
2. Die Veranstaltung dient einem umschriebenen Lernziel.
3. Das Lernziel wird aus dem für die Zielgruppe festgestellten Fortbildungsbedarf oder aus den von der Gruppe selbst geäußerten Fortbildungsbedürfnissen abgeleitet.

7 Kritik an der ärztlichen Fortbildung

Bevor wir nun weiter versuchen, auf diesen Grundvoraussetzungen aufbauend, die Entwicklung von Fortbildungsprogrammen und die Wahl von Fortbildungsmethoden zu besprechen, wollen wir uns mit der Kritik beschäftigen, die an der bisher üblichen, also der konventionellen Fortbildung, von verschiedenen Seiten geübt wird. Wenn auch vieles, was der gängigen Fortbildung an Unvollkommenheiten zur Last gelegt wird, widerlegt werden kann, so hat die Kritik doch einiges in Bewegung gebracht, was sonst zumindest nicht so rasch zustande gekommen wäre [14]. Es handelt sich um eine Kritik:

1. von seiten der Öffentlichkeit, die auch in der Öffentlichkeit ausgetragen wird,
2. aus dem Lager der Pädagogik und der Didaktik,
3. von den Teilnehmern der ärztlichen Fortbildung, also von unseren Kollegen selber.

Auf die einzelnen Kritikpunkte an der Fortbildung soll nun im folgenden näher eingegangen werden. Welche Antwort auch immer auf die kritischen Stimmen gegeben werden mag und unabhängig von aller bereits vorgebrachter oder noch zu erwartender Kritik, ist es auf alle Fälle notwendig, selbst die Frage zu stellen, ob die bisherige Art und Weise, Fortbildung zu betreiben, ob also unsere konventionelle Fortbildung das Fortbildungsziel am besten zu erreichen vermag, oder ob es andere, geeignetere Methoden gibt, die bereits ihre Probe in der Praxis bestanden haben und dann auch von uns übernommen werden müßten. Sind solche Methoden aber noch nicht verfügbar und wird unsere konventionelle Fortbildung als verbesserungsbedürftig erkannt, dann bestehen Notwendigkeit und Verpflichtung, nach den besseren Methoden zu suchen. Wie das geschehen könnte, ist ein weiterer Gegenstand unserer Überlegungen.

Zu 1. Die Kritik an der ärztlichen Fortbildung, die von der Öffentlichkeit und in der Öffentlichkeit, in öffentlichen Diskussionen, in der Tagespresse, in Rundfunk und Fernsehen, von seiten der politischen Parteien, der Gewerkschaften und anderer meinungsbildender Gruppen unserer Gesellschaft geäußert wird, bezieht sich im wesentlichen auf die Frage, ob gewährleistet sei, daß alle Ärzte an einer systematischen Fortbildung teilnehmen, und ob es Sanktionen gegen diejenigen Ärzte gäbe, die sich nicht fortbilden. Beide Fragen werden mit dem deutlichen Unterton der Skepsis gestellt und offen oder zumindest erkennbar unterschwellig verneint. Es ist jedem Kenner der Materie klar, daß die Beantwortung der beiden Fragen mit einem spontan unbefangenen Ja zwar formal richtig wäre, aber nur deshalb, weil die Fragen falsch gestellt wurden. Daß ein Arzt sich überhaupt nicht fortbildet, daß er von den Fortschritten der medizinischen Wissenschaften keinerlei Kenntnis nimmt, keine von den Ergebnissen der Pharmaforschung, von neuen diagnostischen und therapeutischen Methoden, und daß er noch nach Jahrzehnten auf dem Wissens- und Kenntnisstand seiner Examenszeit stehengeblieben sei, ist undenkbar und bei der Ausübung des Arztberufs in unseren Ländern überhaupt nicht möglich.

Solche Fälle werden zwar in der öffentlichen Kritik konstruiert, sie sind aber noch niemals an einem konkreten Beispiel belegt worden. Der praktisch tätige Arzt jeder Fachrichtung hat ständigen Kontakt mit anderen Ärzten, mit Krankenhäusern, von denen er über seine dort eingewiesenen Patienten Berichte erhält, in denen auch Vorschläge für die Weiterbehandlung stehen. Er steht in Verbindung mit Kollegen anderer Fächer, die ebenfalls Berichte über gemeinsame Patienten mit ihm austauschen, mit Pharmaberatern, die neue Präparate vorstellen oder ältere in die Erinnerung zurückrufen, und schließlich sind es auch die Patienten selbst, die durch die großen Kommunikationsmedien umfangreich aufgeklärt den Arzt auf dieses und jenes aufmerksam machen oder ihm Fragen stellen, die er einfach beantworten können muß, um sein Prestige als guter Arzt, dem man sich anvertrauen kann, zu wahren. Den Arzt, der sich in keiner Weise fortbildet, gibt es nicht. Wenn man ihn konstruieren möchte, würde man einen Privatarzt erfinden müssen, der eine einzige Außenseitermethode betreibt und auf ihr beharren kann, weil sie ihm genügend Patienten einbringt, der nur darauf zu achten hat, daß er dabei keinen gefährlichen Krankheitsverlauf übersieht und einen Patienten zu spät in die richtigen Hände überweist. Aber auch dazu müßte er sich in etwa auf dem Niveau seiner Zeit halten. Selbst diese gedankliche Konstruktion ist nicht überzeugend auszuführen. Ein einschlägiger Fall ist mir auch noch nie bekannt geworden, obwohl seine theoretische Möglichkeit immer wieder zugunsten einer obligatorischen Fortbildung ins Feld geführt wird. Sollte es einen derartigen Fall wirklich einmal irgendwo gegeben haben, so wäre dieses Kuriosum in unseren Betrachtungen zu vernachlässigen.

Ob aber alle Ärzte ihre Fortbildung so systematisch und in dem Umfang betreiben, der erforderlich ist, um das erklärte Fortbildungsziel zu erreichen, nämlich alles das zu wissen und zu beherrschen, was sie für die bestmögliche Behandlung der Patienten in ihrem Tätigkeitsgebiet benötigen, muß man zwar bezweifeln, aber es ist noch nicht nachgewiesen worden. Untersuchungsergebnisse dieser Art liegen nicht vor. Gelegentlich kommen Fortbildungslücken bei Gerichtsverhandlungen in Haftpflichtprozessen zum Vorschein und geben Anlaß zu Angriffen auf die offizielle ärztliche Fortbildung, es sind aber immer nur einzelne Fälle, die keine Hochrechnung auf einen Durchschnitt erlauben.

Untersuchungen über den tatsächlichen Fortbildungsstand unserer Ärzte in einer wissenschaftlich einwandfreien Form wären schon sehr erwünscht, weil sie die Arbeit der Fortbildungseinrichtungen und ihre Effektivität erheblich fördern würden. Es ist außerordentlich schwierig, solche Erhebungen durchzuführen, weil die freiwillige Teilnahme von vornherein eine nicht mehr repräsentative Selektion hervorruft, das Untersuchungsergebnis verfälscht und für den vorgegebenen Zweck unbrauchbar macht. Eine obligatorische Teilnahme an einem solchen Projekt ist in unseren bestehenden Rechtsverhältnissen nicht durchzusetzen.

Die Fragebogen, die von einzelnen Ärztekammern verschickt werden, können über den allgemeinen Fortbildungsstand keine Auskunft geben. Sie dienen mehr dem Ansporn zur aktiven Fortbildung in bezug auf die Fragen, die gestellt wurden, denn derjenige, der die Fragen beantworten will, muß sich mit dem Gegenstand beschäftigen, wenn er ihn noch nicht ausreichend beherrscht, und hat dann den Fortbildungsstand erreicht, der mit seinen Antworten korrespondiert. Dennoch hat diese Methode sehr große Vorteile, wenn sie in regelmäßigen Zeitabständen angewandt wird, systematisch ausgerichtet ist und die einzelnen Fachrichtungen gesondert anspricht. Wenn man diese Forderung aufrechterhalten würde, wäre das ganze Unternehmen allerdings sehr kostspielig. Die grundsätzliche Freiwilligkeit der Fortbildung und damit auch die Teilnahme an solchen Umfragen könnte nach § 9, Abs. 4 der Berufsordnung für die Deutschen Ärzte für diesen einen Zweck von den Kammern durchbrochen werden, wenn sie die Beantwortung derartiger Fragebogen zum Nachweis der Fortbildung deklarierten, den sie nach dem zitierten Paragraphen zu fordern das Recht haben. Das ist aber bisher m. W. noch nirgendwo geschehen. So müssen wir auch weiterhin mit dem Bewußtsein unsicherer Ergebnisse experimentieren. Der Forschung steht noch ein weites Feld offen. Nirgendwo kann man aber sehen, daß das Feld beackert würde, daß sich jemand an die Arbeit gemacht hat. Die ärztliche Selbstverwaltung, v. a. die von ihr gegründeten Akademien für ärztliche Fortbildung, müßten sich dieser Forschung annehmen, denn es ist ihr ganz eigenes Gebiet. Leider fehlen dafür alle Mittel, die für einwandfreie Untersuchungen nötig wären, und deren Höhe, will man ein brauchbares Ergebnis erzielen, nicht ganz gering einzuschätzen ist.

Die öffentliche Kritik, die sich an den Teilnehmerzahlen der Fortbildungsveranstaltungen orientiert, übersieht, daß die kollektive Fortbildung allein keinen Maßstab für Fortbildung überhaupt abgibt. Die individuelle

Fortbildung wird von keinem Arzt ganz vernachlässigt, ja er wäre, wie wir gesehen haben, gar nicht in der Lage, sich ihr zu entziehen. Diese individuelle Fortbildung ist aber die unentbehrliche Basis, auf der die kollektive Fortbildung aufbauen muß. Man kann die skeptische Frage der öffentlichen Meinung nach der Teilnahme aller Ärzte an der Fortbildung so beantworten: Die Ärzte nehmen an der kollektiven Fortbildung in einem unerwartet hohen Ausmaß teil. Ob es alle tun und in welchem Umfang, kann man nicht genau beurteilen. Individuelle Fortbildung betreibt jeder Arzt, aber auch hierbei sind Umfang und Maß nicht sicher feststellbar. Der ungenügend fortgebildete Arzt wird als Kassenarzt mit großer Wahrscheinlichkeit einmal auffallen und von den Prüfungsorganen der Kassenärztlichen Vereinigungen in der Bundesrepublik Deutschland vorgeladen, beraten und gegebenenfalls auch mit Sanktionen belegt werden. Daß in der Regel nur solche Ärzte auffallen, die gegen das Gebot der wirtschaftlichen Behandlung verstoßen haben, ist gewiß eine Beeinträchtigung im Auffinden von Wissenslücken durch die Prüfungsgremien, aber bei der Untersuchung der Gründe für die nachgewiesene Unwirtschaftlichkeit kommen manche Mängel und Unzulänglichkeiten zum Vorschein, die Gegenstand einer Beratung und damit einer Belehrung werden. Die Wahrung der Kompetenz dieser Prüfungsgremien ist allerdings Sache der Kassenärztlichen Vereinigung selber. Die Beratung in den Verhandlungen der Prüfungs- und Beschwerdeausschüsse und -kommissionen erfolgt immer durch Kollegen des gleichen Faches, ist also auch eine Art „peer review". Das Funktionieren dieses Systems ist nicht ganz befriedigend, weder für die betroffenen Ärzte, noch für die Mitglieder der Prüfungsausschüsse selber, und zwar aus mancherlei Gründen, deren Analyse aber nicht in den Rahmen unserer Untersuchung gehört. Nur soviel sei hier gesagt, daß die Auswahlrichtlinien für die Prüfung der Abrechnungen des Kassenarztes sich auf ihre Wirtschaftlichkeit, also die verursachten Kosten kassenärztlicher Behandlung, beziehen und die eigentliche fachliche Tätigkeit des Arztes weitgehend unberücksichtigt lassen. Nur bei Feststellung oder Annahme einer Unwirtschaftlichkeit können auch fachliche Mängel offenbar werden. Immerhin liegt in den Protokollen der Prüfungsinstanzen viel Material, das für die Entdeckung von Wissenslücken und damit für die Fortbildungsplanung von Bedeutung wäre. Doch sind diese Akten, so wie sie vorliegen, aus Gründen des Datenschutzes und der ärztlichen Schweigepflicht nicht nutzbar. Sie wären aber eine so wichtige Quelle der Erkenntnis für die Fortbildungsorganisatoren, daß man eine Methode der Nutzung finden müßte, die mit den Erfordernissen des Datenschutzes und der Schweigepflicht vereinbar wäre.

Die Maßnahmen der Prüfungsinstanzen der Kassenärztlichen Vereinigungen führen aber auch in vielen Fällen zu einer Motivation zur Teilnahme an Fortbildungsveranstaltungen. Da auch die KVen selber einen gesetzlichen Auftrag zur Förderung der Fortbildung haben, wären sie wohl auch in der Lage, dieser Form von Motivation ihre Unterstützung zu geben.

Die Methodik in der Fortbildung ist nur in einem bescheidenen Maße Ziel der öffentlichen Kritik. Gewiß wird auch hier die Frage gestellt, ob der konventionelle Vortrag, die Konfrontation eines Redners mit einer großen Zahl passiver Zuhörer einen didaktischen Wert habe, der den damit verbundenen Aufwand lohne. Die Einschätzung der Vortragsveranstaltung lag in der letzten Zeit sehr niedrig, und die große Vorlesung wurde milde belächelt.

Nach dem Experiment, das Bertram, Ruf und Sandritter in Freiburg im Breisgau mit Studenten der Allgemeinen Pathologie anstellten, wurde man nachdenklich. Sandritters Studenten wählten zur Vorbereitung auf ein Examen aus 3 angebotenen Lernmethoden je eine aus und wurden demnach in 3 Gruppen eingeteilt. Die erste Gruppe nahm an der großen Vorlesung über Allgemeine Pathologie teil, die zweite benutzte empfohlene und zur Verfügung gestellte Literatur zum Selbststudium und die dritte entschied sich für ein ad hoc ausgearbeitetes audiovisuelles Programm. Es zeigte sich bei diesem Versuch unerwarteterweise, daß die Vorlesungsgruppe bei dem Soforttest (performance test in the start) zwar nur mäßig abschnitt, daß sie aber in einer späteren Wiederholung der Prüfung (final test, long term memory) alle anderen in dem, was vom Studieninhalt fest im Gedächtnis behalten werden sollte, weit übertraf.

Inzwischen haben noch andere Beobachtungen ergeben, daß das Urteil über den didaktischen Wert der Vorlesung nicht so pauschal gefällt werden darf, wie es vielfach geschieht. Die Vorlesung und damit auch der konventionelle Vortrag in der Fortbildung haben wieder gewonnen, wenn auch gewisse Bedingungen an seine Anwendung geknüpft wurden. In Freiburg hatten die Studenten ihre Lernmethode selber ausgewählt und damit schon einer persönlichen Vorliebe oder Gewohnheit Ausdruck verliehen. Sie waren in den 3 Gruppen von unterschiedlicher Persönlichkeitsstruktur. Die Vorlesungsgruppe wurde zum Beispiel als konservativ, mehr autoritätsgläubig und weniger selbstsicher geschildert. Wie dem auch sei, sie ist mit der von ihr bevorzugten Methode auf lange Sicht zu einem noch besseren Resultat gekommen, als die anderen. Solch unterschiedliches Lernverhalten finden wir natürlich auch bei den Teilnehmern unserer Fortbildungsveranstaltungen, so daß wir daraus schließen dürfen, daß die große Vorlesung keineswegs unnütz ist und ihren Platz unter manchen anderen Methoden der Wissensübertragung behält. Es kommt nur darauf an, für die jeweilige Methode die richtige Indikation aufzustellen. Es ist auch ein Ziel dieser Abhandlung, die Kriterien für eine zweckmäßige Methodenwahl aufzuzeigen.

Das Beispiel vieler früherer Ärztegenerationen hätte die herbe Kritik am „frontalen Unterricht", dem „Monolog des Lehrers" vor einer passiven Zuhörerschaft von vornherein mildern müssen. Aber so tolerant und umsichtig pflegen Neuerer nicht zu sein. Hüten wir uns also selber vor zu raschen Urteilen!

Zu 2. Ganz anders verhält es sich mit der Kritik von seiten der Experten, der Pädagogen, Lernpsychologen und Didaktiker [14]. Sie richten ihre Mißbilligung der konventionellen Fortbildung v. a. darauf, daß bei unseren herkömmlichen Gepflogenheiten die Teilnehmer passiv bleiben, und meinen, daß allein eigene Aktivität einen optimalen Lernerfolg bringen könne. Es wird ferner der üblichen Fortbildung vorgehalten, daß sie nur kognitives Wissen vermittle, nicht aber Fertigkeiten übe und das berufliche Verhalten nicht zu ändern vermöge. Wissen, wie man es macht, also Können, und Wissen, wie man sich verhält, sind die obligaten Kapitelüberschriften vieler Abhandlungen. Die Vortragenden hätten keine pädagogischen und didaktischen Kenntnisse, sie hätten sie auch nirgendwo lernen können, deshalb hielten sie einen Vortrag, wie man ihn auch in einer Zeitschrift lesen könnte. Sie vergeuden damit die kostbare Zeit ihrer Zuhörer und nützten die großen Chancen der kollektiven Fortbildung nicht aus, nämlich die Diskussion, das gekonnte Zusammenspiel von Fragen und Antworten, das Vorbringen von Gegenargumenten und die Darstellung und Erörterung der praktischen Verwendbarkeit des Gehörten, weil sie die Methodik der Übertragung von Lerninhalten nicht beherrschten.

Es ist nicht möglich und wäre auch unstatthaft, eine auf Erkenntnisse einer neuen Wissenschaft gestützte Kritik unbeachtet zu lassen. Wir müssen uns mit ihr bis ins Detail auseinandersetzen und fragen, was von den Lehrsätzen und Forderungen der Didaktiker in die ärztliche Fortbildung übernommen werden kann und was der Eigenart dieser spezifischen Fortbildung nicht entspricht.

Um schon einiges vorwegzunehmen, muß man in Betracht ziehen, daß die meisten Erkenntnisse der Didaktik und ihre darauf fußenden neuen Lehren im Primärunterricht, sowohl in den Schulen als auch in der sog. Erwachsenenbildung gewonnen wurden, letztere vornehmlich in Volkshochschulen, die ganz andere Ziele verfolgen, deren Teilnehmer von unterschiedlichen Motivationen geleitet werden und deren Lernziele völlig andere sind, als wir sie in der ärztlichen Fortbildung vorfinden [24]. Dennoch gibt es Erfahrungsergebnisse und Forschungsresultate, die auch für die ärztliche Fortbildung zutreffen und von uns analysiert werden müssen. Wir werden bei der Besprechung der verschiedenen Fortbildungsmodelle und der darin geübten Methoden im einzelnen darauf zurückkommen.

Zu 3. Eine ganz anders geartete Kritik kommt bisweilen, nicht sehr häufig und auch nicht so scharf und abfällig formuliert, von den ärztlichen Teilnehmern an unserer organisierten Fortbildung. Am häufigsten wird der Tadel ausgesprochen, daß die Fortbildungsveranstaltungen zu wenig Praxisbezug hätten, zuviel Theorie enthielten und keinen großen, jedenfalls keinen unmittelbaren Nutzen für die tägliche Berufsausübung erkennen ließen. Wenn das zuträfe, wäre der Tadel mehr als berechtigt. Hier liegen aber oft Mißverständnisse vor, die durch wenig attraktive und bisweilen auch ungeschickte Formulierung im Fortbildungsangebot und in den Einladungen, durch nicht exakt ausgedrückte und nicht richtig verständlich gemachte Lernziele und auch durch pädagogische Unvollkommenheiten der Referenten entstanden sind. Bei Unvollkommenheiten, also Fehlern, kann man eigentlich nicht mehr von Mißverständnissen sprechen, es sind nun einmal Fehler, sie wurden aber in die Aufzählung mit aufgenommen, weil die Absicht der Veranstalter eine andere war.

Die Programmierung von Veranstaltungen mit klinischen Themen ruft allemal die Frage hervor, ob und wieweit dabei auch eine Darstellung der wissenschaftlichen Grundlagen, die für das Verständnis des Themas wichtig sind, erfolgen soll, also die einschlägigen Kapitel der Physiologie, der Pathophysiologie, der allgemeinen Pathologie, der Immunologie, der Pharmakologie und anderer Disziplinen. Die Meinungen der Teilnehmer sind dabei geteilt. Die einen möchten auf die Darbietung aus den theoretischen Fächern am liebsten ganz verzichten, die anderen, nicht minder zahlreichen Kollegen wünschen sich gerade, mehr von den wissenschaftlichen Grundlagen mitzubekommen, um die Klinik besser zu verstehen.

Auch Experten, wozu ich die Fortbildungsbeauftragten von Verbänden, wissenschaftlichen Gesellschaften, Kreis- und Bezirksvereinen, v.a. aber die Ärztekammern und ihre Akademien rechne, sind hierüber ganz verschiedener Meinung. Die einen wollen den an den Fortbildungsveranstaltungen teilnehmenden Kollegen Handlungsanweisungen geben, wie sie auch in der Tat von vielen Ärzten gewünscht werden, die anderen lehnen ein solches Verfahren aus 2 Gründen ab:

1. weil die Aushändigung eines Handlungsrezepts, nach dem zu verfahren ist, nicht dem Status eines akademisch gebildeten Menschen entspricht;
2. weil darin auch rechtliche Gefahren liegen; die Meinungen der wissenschaftlichen Medizin sind keineswegs einheitlich und sie ändern sich

auch oft. Man denke nur an die mindestens jährlich wechselnden Empfehlungen für die Hochdruckbehandlung.

Es scheint auch hier das beste zu sein, einen Mittelweg zu gehen und auf der einen Seite „Handlungsempfehlungen", nicht „Anweisungen" zu geben, auf der anderen Seite aber auch die theoretischen Grundlagen nicht zu vernachlässigen, damit der Arzt erkennt, warum diese Empfehlungen ausgewählt wurden. Als Ergänzung sollen dann im Referat selbst oder in der Diskussion Fallbeispiele gebracht werden, an denen die Handlungsempfehlungen geübt werden.

Die Inhomogenität der Besucher unserer Fortbildungsveranstaltungen ist eines der größten Hindernisse einer alle Seiten befriedigenden Ausrichtung und Gestaltung unserer Fortbildung. In der Primärunterrichtung, also dort, wo ein allen Teilnehmern bisher unbekannter Stoff vermittelt wird, wo alle etwa auf dem gleichen Wissensniveau stehen, liegen die Verhältnisse anders. Dort wurden auch die meisten Lehrsätze der Didaktik gewonnen, und hier liegen die wesentlichen Gründe, warum nicht alle diese Sätze in der ärztlichen Fortbildung allgemeine Anwendung finden können.

Wo immer es möglich ist, sollte man darauf achten, die Zielgruppen nicht nur nach Fachgebieten, sondern auch nach dem Approbationsalter zu differenzieren. Man kann es bei der Freiwilligkeit unserer Fortbildung und bei dem grundsätzlich für jeden Arzt offenen Zugang zu den Veranstaltungen am sichersten dadurch bewirken, daß man die Ankündigung der einzelnen Seminare oder der sonstigen Zusammenkünfte kollektiver Fortbildung sehr präzise faßt, so daß der Interessent genau beurteilen kann, ob das Programm für seine Erwartungen, Ansprüche oder Bedürfnisse geeignet ist.

Eine Vorankündigung der Lerninhalte und -ziele würde die Wahl noch mehr erleichtern. Allerdings setzen solche Erklärungen des Programms von vornherein dreierlei voraus, nämlich das Vorhandensein eines Mitteilungsblatts, das regelmäßig am gleichen Ort diese platzfordernden Ankündigungen aufnimmt, dann aber auch die Mitarbeit der Referenten für eine zweckmäßige Formulierung der Ankündigung, die nicht nur aus einem Etikett bestehen darf, und drittens die Bereitschaft der an der Fortbildung interessierten Kollegen, die Mitteilungen ihrer Fortbildungsanbieter auch zu lesen. Daß dies alles gleichzeitig anzutreffen sei, darf man füglich bezweifeln.

Die Organisatoren der Fortbildung sind aber gut beraten, wenn sie sich zur Vorbereitung ihrer Veranstaltungen in ständiger Verbindung mit den Schriftleitern der professionellen Mitteilungsblätter halten und eine Zusammenarbeit mit ihnen anstreben. Für eine glückliche „Do-ut-des"-Situation können sie ihrerseits viel Material anbieten, das in den Fortbildungsveranstaltungen anfällt und die Zeitschrift bereichern könnte. Gute Fortbildungsartikel sind für alle Blätter von Interesse, da sie eines der Haupterfordernisse für die Inserate der Industrie sind.

Eine andere Kritik richtet sich auf die Dauer der Veranstaltungen und auf ihre Verlegung auf das Wochenende, Sonntage nicht immer ausgeschlossen, oder auf den üblicherweise sprechstundenfreien Mittwochnachmittag bzw. -abend. Die Meinungen sind auch hierbei sehr unterschiedlich. Man kann es nie allen recht machen und muß sich nach den örtlichen Gegebenheiten und Gewohnheiten richten. Bei einem großen umfangreichen Thema, dessen Behandlung eine ganze Reihe von Vorträgen mit anschließenden Diskussionen erfordert, ist es oft unvermeidlich, 2 oder gar 3 Halbtage anzusetzen. In der Regel wird dazu ein ganzer Tag verwandt, meist ein Samstag, notfalls noch der Sonntagvormittag. Am Samstagnachmittag ist dann aber ein großer Teil der Vormittagsteilnehmer nicht mehr anwesend, ein paar Neue sind dazugekommen und am Sonntag ist der Saal noch dünner besetzt. Als Alternative kann man 2 Vormittage an 2 aufeinanderfolgenden Samstagen wählen; dann können aber viele derer, die an der 1. Veranstaltung teilgenommen haben, zu der zweiten aus irgendeinem wichtigen Grund nicht mehr kommen. Auch hierzu wird man immer 2 unterschiedliche Meinungen hören. Trotz vieler Widersacher hat es sich als günstig erwiesen, bei einem ganzen Tag, also einem Samstag, zu bleiben. Wenn 3 Halbtage erforderlich sind, sind wir jetzt dazu übergegangen, am Freitagnachmittag zu beginnen und den Sonntag ganz frei zu lassen. Wenn man den Beginn freitags nicht vor 16 Uhr legt, sind die meisten Kollegen damit zufriedener als mit Sonntag. Es ist auch für unsere an den Wochenenden so sehr strapazierten Mitarbeiter besser, so zu verfahren.

Wegen des erfahrungsgemäß geringer besuchten Samstagnachmittags muß man beide Halbtage mit der Aufteilung besonders attraktiver Vorträge oder Redner gleichmäßig bedenken, um das Interesse am Nachmittag zu steigern.

Man mag die Aufzählung dieser Details für kleinlich oder gar unwichtig halten, jedoch hängt von solchen von hoher Warte mißachteten Kleinigkeiten oft genug der Erfolg einer mit Begeisterung und großer Mühe vorbereiteten Tagung ab.

Viel debattiert wird die Frage der Örtlichkeit für Fortbildungsveranstaltungen. Alle Umfragen, die bis jetzt gemacht wurden, haben ergeben, daß ein beträchtlicher Teil der Ärzte eine Veranstaltung in der Nähe ihres Wohnorts vorzieht [6], z. B. in der Nähe ihres Kreisvereins. In einer Umfrage der Akademie in Hessen von 1978 [11] waren es 44%, in einer ähnlichen

Umfrage in Südbaden (Freiburg) wird festgestellt, daß in der organisierten Fortbildung lokale und mit deutlichem Abstand regionale Veranstaltungen besucht werden. Eine großangelegte Ermittlung des Fortbildungsverhaltens und der Fortbildungswünsche der Kollegen durch die Akademie Niedersachsen (1975/76) zeigt ebenfalls die Bevorzugung regionaler Veranstaltungen vor überregionalen [23]. Die Entfernung vom Wohnort spielt demnach eine große Rolle in der Wahl von Fortbildungsangeboten. In den Vereinigten Staaten von Amerika scheinen die Verhältnisse ähnlich zu liegen. In den *Continuing Medical Education Newsletters* der American Medical Association wird berichtet, daß 48% der befragten Ärzte eine Fortbildung in ihrem Wohnort bevorzugen [1].

Wenn man nun fragt, warum erst in den letzten beiden Jahrzehnten eine so intensive Kritik an der ärztlichen Fortbildung zu verzeichnen ist, so liegt es einmal an der ungeheuren Erweiterung der Möglichkeiten ärztlichen Handelns, die durch die immer schneller aufeinanderfolgenden Resultate der Forschung entstanden ist, in der Fülle neuer Informationen, die für den einzelnen nicht mehr überschaubar ist, in der Aufklärung des modernen Menschen, der gewohnt ist, mit einem Halb- oder Viertelwissen über alles mitzureden, und für den Wissenschaft von nun an nicht mehr bedeutet, daß man sie gläubig und mit unerschütterlichem Vertrauen hinnimmt. Denn zuviel hat er von der Unsicherheit gespürt, in der sich seine Ärzte selber bewegen, zuviel hört er von Gefahren, Unzulänglichkeiten und Mißbrauch, als daß er nicht von seinem ihm fortlaufend bestätigten Recht auf Aufklärung über alles, was mit ihm in der ärztlichen Behandlung geschehen solle, Gebrauch machte. Es kommt noch eine besondere Anspruchshaltung dazu, die den Menschen unserer Wohlstandsgesellschaft auszeichnet und ihn Erfolge und Nutzen für sich selber auch da erwarten läßt, wo die bestmögliche ärztliche Behandlung nicht oder noch nicht in der Lage ist, seine Hoffnungen zu erfüllen. Auf alle diese Eigentümlichkeiten unserer Zeit muß der Arzt achten und ihnen in seinem Verhalten entsprechen. Die Fortbildung hat die selbstverständliche Pflicht, diese Nöte des Arztes zu erkennen und ihm bei der Lösung seiner Konflikte zu helfen. Sie muß bemüht sein, die psychologischen Begleitumstände und das soziale Umfeld des Patienten bei allen Besprechungen klinischer Fälle mit zu berücksichtigen, die Stufen notwendiger und doch schonender Aufklärung zu analysieren, die rechtlichen Erfordernisse und die psychologische Fürsorgepflicht miteinander in Einklang zu bringen, obwohl sie leider oft genug Gegensätze darstellen. Kurz gesagt, in der Fortbildung muß der ganze Umfang ärztlicher Umsicht im Individualfall den Rahmen klinischer Abstraktion um ein ungewohnt weites Maß überschreiten.

Gegenwärtig ist die Mehrzahl unserer Referenten auf eine derartige Expansion ihrer Aufgaben im Vortrag noch nicht eingestellt, so daß eine Verhaltensänderung nur schrittweise zu erwarten ist. Um so mehr müssen sich die Organisatoren der Fortbildung um vorbereitende Gespräche mit den Referenten bemühen. „Referentenschulung" ist ein gefährliches Wort, das Abwehrreaktionen erzeugt, obwohl Referentenseminare nicht nur vielfach gefordert, sondern auch schon durchgeführt werden. Bei der jüngeren Generation unserer Referenten ist meist ein größeres Verständnis für diese Erfordernisse zu finden als bei den älteren Kollegen. Das ist auch verständlich. Man muß immer mit der erforderlichen Rücksichtnahme auf vermutlich erfolgende Reaktionen vorgehen. Es kommt weitgehend auf das Geschick des Organisators an.

Aus der Kritik, wie wir sie bisher skizziert haben und die wir durch viele weitere Details aus Veröffentlichungen, Konferenzen und Diskussionen zu erweitern in der Lage wären, kann der Organisator viel lernen; auf jeden Fall aber muß er vermeiden, daß Nichtbeachtung oder scheinbare Mißachtung kritischer Stimmen dazu führen, daß die organisierte systematische Fortbildung der Rückständigkeit verdächtigt wird und Schaden erleidet, der letzten Endes den Arzt und seine Patienten trifft. Das Angebot an Fortbildung ist ungeheuer groß, und der falschen Propheten sind viele, so daß eine auf den Grundsätzen ärztlicher Ethik, der Wissenschaft und der kritisch gewonnenen Erfahrung aufgebaute, verantwortungsvolle Fortbildung sehr sorgfältig vorgehen muß, um ihre Programme zu erarbeiten, die richtigen Referenten auszuwählen, die Lernziele und -inhalte zu bestimmen und die bestens formulierten, die Motivation der Ärzte steigernden Ankündigungen zu ersinnen.

Viele andere Faktoren, z. B. Zeiteinteilung, Räumlichkeiten, Ausstattung mit Hilfsmitteln, hilfsbereite und für sachliche Auskünfte geschulte Mitarbeiter im Umfeld der Veranstaltungen, tragen dazu bei, eine zufriedene und aufnahmewillige Teilnehmerschaft heranzuziehen.

8 Motivation zur Fortbildung

Das Zentralproblem der Organisation und Durchführung einer permanenten, systematischen, effektiven und effizienten Fortbildung ist zweifellos die Motivation der Ärzte. In den Gesundheitssystemen der meisten Länder des europäischen Westens ist die Fortbildung für alle Ärzte zwar eine beruflich-ethische Verpflichtung, aber die Wahl der Themen, der Fortbildungsmittel, der Zeit, des Ortes und auch des Umfangs ist grundsätzlich freigestellt. Wer Fortbildung organisiert und anbietet, muß infolgedessen versuchen, die Ärzte zur Teilnahme an den Veranstaltungen zu veranlassen, sie zu motivieren.

Wie aber soll das geschehen? Die Motivationsforschung in der ärztlichen Fortbildung steckt noch in den Kinderschuhen. Auch auf diesem Teilgebiet der Fortbildung müssen wir bestätigen, was wir bei der Niederschrift dieses Erfahrungsberichts schon mehrfach geäußert haben, daß die Ärzte sich in einer eigentümlichen Lage befinden, die nicht ohne weiteres mit der anderer Berufe vergleichbar ist. Die Motivationsforschung ist mit der Psychologie, der Pädagogik, der Soziologie und Ethologie verbunden und für die spezielle ärztliche Fortbildung noch Neuland. Vielleicht liegt es daran, daß der Arzt im Grunde genommen in einer gewissen isolationistischen Haltung verharrt und wohl auch verharren muß, weil er seine Sonderstellung schwerlich zum Ausdruck bringen kann.

Anschütz [2] hat in seiner Festrede zur 91. Tagung der Deutschen Gesellschaft für Innere Medizin 1985 folgende These aufgestellt, die eine prägnante Schilderung dieser Sonderstellung bietet: „Es muß anerkannt werden, daß die Tätigkeit des Arztes aus Naturerkenntnis, Menschenkenntnis und Kunstfertigkeit besteht und sich durch die Zusammenfassung dieser Eigenschaften von jedem technischen, aber auch geisteswissenschaftlichen Beruf unterscheidet."

Die isolationistische Haltung des Arztes gegenüber anderen Berufen mag auch dadurch verständlich sein, daß in dem ärztlichen Verhalten wissenschaftliche und vorwissenschaftliche – magische – Faktoren auch heute noch eine ineinander verschlungene, sicher nicht klar bewußte Rolle spielen. Daß das so ist, scheint mir bei dem gegenwärtigen Stand der medizinischen Wissenschaften noch ein tief verankertes menschliches Bedürfnis, sogar eine Notwendigkeit zu sein. Vielleicht wäre es aber auch dann noch so, wenn die Wissenschaft eine rein rationale Arzt-Patient-Beziehung möglich machen könnte. Diese Aussage trifft auf die einzelnen Fachgebiete der Medizin natürlich in sehr unterschiedlichem Maße zu. Ist sich der Arzt dessen nicht bewußt, oder lehnt er solche Unterstellungen kategorisch ab, so ist das magische Fluidum dennoch im Unterbewußtsein vieler seiner Patienten vorhanden und wirksam.

Mancher wird mit Recht einwenden, daß auf diesem komplexen Gebiet das vorwissenschaftliche Denken schon lange Zeit in das wissenschaftliche übergegangen ist. Das stimmt selbstverständlich für den Arzt. Bei den meisten Patienten, auch bei Ärzten als Patienten, wird der wissenschaftlich definierte Begriff der „Droge Arzt" nicht in der gleichen Weise aufgefaßt, sondern unbewußt und ohne den Versuch rationaler Begründung erlebt.

Die besondere Situation, in der der Arzt zu arbeiten gehalten und gewohnt ist, scheint mir der wahre Grund seines beruflichen Isolationismus zu sein, der sich heute langsam aufzulösen beginnt, weil er von der jüngeren Generation weniger getragen wird, obwohl auch bei ihr zu beobachten ist, daß der junge Arzt mit zunehmender Praxiserfahrung in die Rolle des älteren Kollegen gleichfalls hineinwächst. Merkwürdig und vielleicht sogar aufschlußreich ist die Beobachtung, daß mit zunehmender Rationalität im ärztlichen Verhalten zum Patienten – man denke an die Pflicht zur Aufklärung – sich auch die Klagen über mangelnde menschliche Zuwendung vermehren. Es ist doch wahrscheinlich, daß es hier nicht post, sondern propter heißen muß. Die geschilderte Besonderheit ist dem ärztlichen Beruf immanent. Die Zeit zur Emanzipation ist noch nicht gekommen.

Wir stellen also fest, daß wir auf Ergebnissen einer spezifisch ärztlichen Motivationsforschung noch nicht bauen können und daß wir uns, wie auch auf anderen Teilgebieten der Fortbildung, in der Hauptsache auf eigene Erfahrungen stützen müssen. Wir müssen fortfahren, die vorhandene und derzeit gültige allgemeine Theorie zwar zu Rate zu ziehen, aber zwangsläufig der Erfahrung, die im ständigen unmittelbaren Kontakt mit den fortbildungsbeflissenen Ärzten gewonnen wurde, den Vorrang einzuräumen.

Wenn man Motivation etwa mit dem Streben, Bedürfnisse zu befriedigen, gleichsetzt, so können Bedürfnisse und das Bestreben, sie zu befriedigen, auch in der ärztlichen Fortbildung geweckt werden. Existiert dafür keine spezifische Forschung, wie sie beispielsweise der Markt- und Werbepsychologie eigen ist, bleiben wir weiter der Empirie verhaftet und befinden uns damit nicht in schlechter Gesellschaft, zumal auch die Motivationsanalyse in der ärztlichen Fortbildung eine empirische Wissenschaft bliebe.

Lassen wir also einmal an uns vorüberziehen, was die Erfahrung bislang gelehrt hat.

Mit den Augen des Philosophen gesehen [10] kann man die Motivation zum lebenslangen Lernen als eine natürliche menschliche Eigenschaft erkennen. In einer sich stetig wandelnden Welt ist die Anpassung an die Forderungen einer Gegenwart, die anders ist als die Vergangenheit, eine Frage des Überlebens. Biologisch ist der Mensch mit einer bis ins hohe Alter noch funktionierenden Lernfähigkeit ausgestattet, die ihm das Überleben in der sich ständig ändernden Umwelt ermöglicht. Wenn er das Neuentstandene nicht kennt, wird er einen Mangel empfinden, und dieser Mangel wird ihn antreiben, ein neues Verhalten zu lernen und den Mangel zu beseitigen. Nach dieser Theorie müßte man annehmen, daß jeder Mangel, auch jede Lücke im Wissen, eine ausreichende Motivation sei, den Mangel zu beseitigen, die Lücke auszufüllen. Wenn diese Annahme allgemeine Gültigkeit besäße, wäre die Motivation zur ärztlichen Fortbildung konstant gegeben, und eine Motivationsforschung wäre überflüssig. Natürlicherweise ist es aber so, daß der Mangel graduell nach seiner Bedeutung für die Existenz des einzelnen Menschen, also auch des Arztes, empfunden und somit die Motivation zum Lernen in Abstufungen durch den Mangel hervorgerufen wird. Wir werden demnach prüfen müssen, ob durch die Erfahrungen in der ärztlichen Fortbildung diese Theorie bestätigt wird. Sie heißt in einem Satz formuliert: Je mehr der Mangel an Kenntnissen und Fähigkeiten die berufliche Existenz des Arztes berührt, umso stärker entsteht daraus die Motivation zur Beseitigung des Mangels. Das gilt aber auch umgekehrt: je weniger der Mangel die berufliche Existenz betrifft, umso geringer ist das Bestreben, die Lücken auszufüllen.

Das Bedürfnis, sich an der Fortbildung zu beteiligen, ist dann am stärksten ausgebildet, wenn es sich darum handelt, Kenntnisse zu erwerben oder Methoden zu lernen, die unmittelbar in der täglichen Praxis eingesetzt werden können und zu einer Bereicherung der beruflichen Tätigkeit sowie einer Verbesserung des aus der Praxis gezogenen Nutzens führen.

Als die Sonographie in die ärztliche Praxis eingeführt wurde und man sehr schnell die großen Vorteile dieser auch den Patienten nicht belästigenden diagnostischen Methode erkannte, und als gleichzeitig von seiten der Krankenversicherungen für die Abrechenbarkeit sonographischer Leistungen der Nachweis entsprechender Kenntnisse verlangt wurde, konnten die dafür angebotenen Kurse die Zahl der Anmeldungen kaum mehr bewältigen. Das gleiche geschah bei der Organisation von Notdienstseminaren, als die verantwortlichen Institutionen entschieden, daß nur solche Ärzte in bestimmte Notdienstsysteme eingegliedert würden, die einen Kurs über ärztliche Notfälle absolviert haben. Solche Beispiele lassen sich leicht vermehren, sie sind jedem in der ärztlichen Fortbildung organisatorisch Tätigen hinreichend bekannt.

Bietet man andererseits Seminare oder Kurse über Gesundheitserziehung in der ärztlichen Praxis an, die den Arzt auf diesem wichtigen Gebiet kompetenter machen sollen, oder bringt man in anderen Veranstaltungen die Veränderungen unserer natürlichen Umwelt und ihre Gefahren für die menschliche Gesundheit systematisch zur Darstellung, womit man doch ein hochaktuelles Thema anspricht, bei dem es noch große Unsicherheiten und viele wissenschaftlich ungelöste Fragen gibt, so handelt es sich beide Male um Kenntnisse und Fähigkeiten, die einen praktischen Nutzen für den Arzt nur in weiter Sicht, wenn überhaupt, erwarten lassen. Dementsprechend ist auch die Beteiligung an solchen Veranstaltungen, so interessant sie vom Standpunkt wissenschaftlicher Neugier auch sein mögen, äußerst gering.

Gewiß soll das nicht heißen, daß wissenschaftliche Neugier keine Motivation zum Besuch von Fortbildungsveranstaltungen wäre, denn alles, was hier ausgesagt wird, bezieht sich auf den Durchschnitt unserer Fortbildungsteilnehmer und nicht auf den einzelnen Arzt; dennoch dürfen wir folgern, daß die stärkste Motivation zur Fortbildung von den Lernangeboten ausgeht, die einen materiellen Gewinn versprechen. Die geringste Motivation wird durch die reine wissenschaftliche Neugier erzielt, wahrscheinlich deshalb, weil sie durch private Lektüre befriedigt wird und nicht durch den Besuch von Vorträgen und Kongressen, was immer mit besonderer und eben auch vermeidbarer Mühe verbunden ist.

Wenn also die Absicht besteht, Kenntnisse auf einem Gebiet zu verbreiten, von dem man annehmen muß, daß die Motivation hierfür gering sein dürfte, wird der erfahrene Organisator sein Veranstaltungsprogramm so gestalten, daß eine Mischung seines Präferenzthemas mit solchen Themen erfolgt, die den Teilnehmer voraussichtlich stärker interessieren. Es müssen nicht immer wissenschaftliche Themen sein, denn auch die Erörterung gerade aktueller berufspolitischer oder administrativer Fragen gehört dazu, als Anreiz und als Verpackung von weniger attraktiven Stoffen zu dienen.

Bei der Zusammenstellung eines Programms wird der Organisator zweckmäßig davon ausgehen, welche Zielgruppe für das Thema besonders motiviert sein müßte. Handelt man anders, will man etwa einer nicht primär motivierten Gruppe ein Thema aufdrängen, wird man Schiffbruch erleiden. Dies sei an einem Beispiel verdeutlicht: Es sollte ein Seminar über moderne Methoden der Endoprothetik, ihre Grenzen und ihre Indikationen ausgerichtet werden. Die Gruppe, die v.a. dazu motiviert wäre, sind natürlich die niedergelassenen Orthopäden. Aber es war die Sektion Allgemeinmedizin, die sich das Thema gewünscht hatte, und so wurde es auch für Allgemeinmediziner ausgeschrieben. Das Seminar war weit unterdurchschnittlich besucht. Es waren 35 Teilnehmer, davon aber nur

5 Allgemeinärzte, die anderen waren hauptsächlich Orthopäden und einige wenige aus anderen Fachgebieten. Der Sektionsvorstand Allgemeinmedizin besteht selbstverständlich nur aus Allgemeinärzten, es sind besonders vielseitig interessierte Kollegen, sonst würden sie sich auch nicht einer solchen ehrenamtlich zu erledigenden Aufgabe widmen. Sie haben das Thema aus ihrer eigenen Interessensicht vorgeschlagen, daraus einen Bedarf gefolgert und die Motivation ihrer Fachkollegen für ein ihre berufliche Tätigkeit nur am Rande berührendes Wissensgebiet überschätzt. Richtig wäre gewesen und von den bereits vorliegenden Motivationserkenntnissen ableitbar, das Seminar mit etwas anderer Programmierung für Orthopäden und Chirurgen anzubieten und bei Allgemeinärzten im Rahmen eines Seminars über Arthrosen oder in einem ähnlichen Zusammenhang über Endoprothetik zu sprechen. Nun möchte der Organisator nicht so gern einem Sektionsvorstand widersprechen, er muß aber doch versuchen, die Ergebnisse seiner empirischen Motivationsforschung zur Geltung zu bringen.

9 Verschiedene Arten der Fortbildung

Mit der geschickten Handhabung einer Motivationshilfe in der Programmierung von Fortbildungsveranstaltungen eng verwandt ist auch die zweckentsprechende Wahl der Form der Veranstaltung. Wir werden uns nun mit den verschiedenen Arten und Möglichkeiten der Fortbildung beschäftigen müssen.

Es wurde bereits erwähnt, daß wir grundsätzlich 2 Arten von Fortbildung unterscheiden, die individuelle und die kollektive. Letztere sollte der erklärte Hauptgegenstand unserer Darstellung sein, aber wir haben auch schon erkannt, daß es sich nur um eine organisatorische, äußere Trennung von 2 Kommunikationsgebieten handelt, die beim einzelnen Arzt natürlich eine Einheit bilden, und daß diese Einheit Berücksichtigung finden muß, weil sie Chancen für beide Fortbildungsarten einschließt.

9.1 Individuelle Fortbildung

Sie muß immer die sichere Basis bleiben. Das Angebot ist außerordentlich groß, und es ist für den einzelnen sehr schwierig, sich eine gute und ausreichende Übersicht zu verschaffen. Die wissenschaftlichen Zeitschriften bringen einzelne Artikel, aber manche Redaktionen bemühen sich auch darum, systematische Darstellungen ganzer Gebiete herauszugeben, indem sie ein ganzes Heft nur einem Thema widmen und dieses auch nach derzeit gültigen didaktischen Maßstäben strukturieren. Eine noch bessere Systematik ist erklärlicherweise in Büchern zu finden, die nur den Nachteil haben, bei erheblichen Anschaffungskosten heute recht schnell zu veralten. Trotzdem sind sie nicht entbehrlich. Eine Fachbibliothek sollte jedem Arzt zur Verfügung stehen. Das Gelesene kann sehr anschaulich und didaktisch wirksam durch audiovisuelle Medien ergänzt werden, z. B. durch Filme, Bildplatten, Kassetten, die z. T. von hoher Qualität und lerntechnisch sehr geschickt aufbereitet verfügbar sind. Nun wird aber von vielen Seiten bemängelt, daß die Benutzung der so reichlich vorhandenen Literatur sehr abgenommen hat, ganz im Gegensatz zu den USA. So berichtet Renschler [26], daß der tägliche Gang zur Bibliothek für amerikanische Studenten eine Selbstverständlichkeit sei, während eine repräsentative Umfrage unter deutschen Medizinstudenten im 3. Studienjahr in Bonn zeigte, daß 33% der Studenten regelmäßig eine Fachbibliothek besuchen; 67% tun es also nicht. Und (nach dem gleichen Autor) bei einer Fortbildungsveranstaltung haben die Teilnehmer einen Fragebogen vorgelegt bekommen, in dem auch um ihre Beurteilung der umfangreichen Tischvorlagen, die sie erhielten, gebeten wurde. Unter den 175 Antworten waren nur 2, die beanstandeten, daß die Referate zu wenig Literaturnachweise enthielten. Nur 2 der insgesamt 20 Referate enthielten zusammen 12 Literaturzitate.

Anreize zur Benutzung der Literatur und von audiovisuellen Hilfsmitteln sind im ärztlichen Alltag zahlreich vorhanden. Man denke nur an die Arztbriefe aus Krankenhäusern und von Spezialisten, die eine nähere Information über irgendein Thema wünschenswert erscheinen lassen. Man denke an Anregungen, die aus dem heute leider so selten gewordenen ärztlichen Konsilium gewonnen werden oder aus Gesprächen mit Pharmaberatern, aus Befunden von Laboratorien. Oder man denke auch an Anregungen aus Beiträgen in der Tagespresse, die sich mit medizinischen Fragen oft mehr und v. a. in anderer Weise beschäftigt als es dem Arzt lieb ist.

Manche Ärzte haben es sich zur Gewohnheit gemacht, Fragen, die in der Sprechstunde auftauchen, sofort mit einem Stichwort auf einen Zettel zu schreiben, um sich über den Gegenstand dann in einer freien Stunde in

Büchern, Lexika und Zeitschriften zu informieren. Oft sind es mehrere Stichwörter, die in einer Sprechstunde anfallen, und das Unternehmen wird mühsam; noch öfter aber stellt sich die ersehnte freie Stunde nicht ein, da unerwartet Dringlicheres zu erledigen ist - im Arztleben eine übliche Erscheinung -, und so bricht das ganze wohlbedachte System zusammen. Nach Plan zu leben, ist dem praktizierenden Arzt nur selten vergönnt. Dennoch ist die Methode empfehlenswert, weil sie eine vorzügliche Quelle ärztlicher Fortbildung sein kann. Die direkte Beantwortung entsprechender Fragen aus einer zentralen Großdatenbank, an die der Arzt angeschlossen ist, steht in ferner Zukunft in Aussicht. Ihre Realisierung würde aber vermutlich die Lesefreudigkeit noch weiter dämpfen.

Wenn man sich alle Möglichkeiten einer individuellen Fortbildung vor Augen führt, wäre man leicht geneigt zu glauben, daß es darin keine Lücken mehr gibt, daß also der ungeheure Aufwand, der mit der kollektiven Fortbildung verbunden ist, eigentlich überflüssig ist. Es gibt in der Tat Stimmen, die sich so äußern. Gegen diese Auffassung kann man jedoch gewichtige Argumente vorbringen. Der Arzt übt einen sozialen Beruf aus, der sich nicht in der persönlichen Beziehung zum Patienten als Individuum erschöpft, sondern der eingebettet ist in ein vielgestaltiges soziales System, das die Krankenversicherungen, die Organisationen der ärztlichen Selbstverwaltung, denen der Arzt verpflichtet ist, und eine große Zahl von Gesetzen und Vorschriften, die den Arzt als Träger öffentlicher Aufgaben betreffen, umfaßt. Er kann demnach nicht in der Isolation leben. Normalerweise besteht bei jedem Menschen ein natürlicher Drang, einer Isolierung zu entgehen. Dieser muß sich beim Arzt auch auf seine berufliche Tätigkeit ausdehnen, so daß persönlicher Kontakt mit Kollegen, die Aussprache mit ihnen, der Vergleich des eigenen Verhaltens mit dem der anderen, der eigenen Beurteilung spezieller Dinge, von diagnostischen Methoden und therapeutischen Programmen und Techniken mit der Bewertung, die sie von den Kollegen erfahren, zu einem mehr oder minder ausgeprägten Bedürfnis werden. Ich meine sogar, daß es zur beruflichen Ethik gehört, den Kontakt zu anderen Ärzten und den Meinungsaustausch mit ihnen zu suchen, um eine persönliche Isolation zu vermeiden. Damit widersprechen wir nicht der gewissen Isolationsneigung, von der in Kapitel 8 (Motivation zur Fortbildung) gesprochen wurde, die dem Arztsein und dessen spezifisch individueller Struktur innewohnt. Denn dort handelt es sich um die Beziehung der Ärzte zu anderen Berufen, die mit gegenseitigen Verständigungsschwierigkeiten behaftet sind, die sich aus dem Wesen des Arzttums ableiten lassen. Aber auch sie werden im Zuge notwendiger Zusammenarbeit abgebaut werden. Dieser Prozeß ist bereits im Gange; der Arzt muß dabei nur aufpassen, daß er nichts Wesentliches seiner Eigenart dabei verliert. Diese Veränderungen vollziehen sich aber nicht in der Studierstube des einzelnen Arztes, sondern in der Gemeinschaft. Die kollektive Fortbildung ist die Plattform, auf der sich diese Wandlung, auch in der Zusammenarbeit mit den anderen Berufen, vollzieht.

Nicht unwichtig ist es auch, einen aus der Literatur bekannten berühmten Autor zu hören, zu sehen und vielleicht mit ihm sprechen zu können. Diese Gegebenheiten werden immer wieder als starke Motivation zum Besuch einer Fortbildungsveranstaltung vorgebracht, was wohl gelegentlich auch zutreffen mag, aber doch nicht überschätzt werden sollte. Es wäre, von wenigen Ausnahmen abgesehen, gewiß verfehlt, allein hierauf ein Programm aufbauen zu wollen.

In der schon mehrfach zitierten Erhebung der Akademie Niedersachsen [23] gab es folgende Frage: „Die Teilnahme an Fortbildungsveranstaltungen machen sicherlich auch Sie von verschiedenen Voraussetzungen abhängig. Wie wichtig sind Ihnen dabei die folgenden Aspekte: Tätigkeit und Stellung der Referenten?"

28,5% kreuzten „wichtig" an, 41,4% „weniger wichtig" und 30% „unwichtig", während das Thema von 97% für wichtig erklärt wurde. Ein berühmter Vortragender ist gewiß ein positiver Motivationsfaktor, aber er spielt nicht die entscheidende Rolle für den Besuch einer Veranstaltung.

Das gemeinsame Anhören eines Referats und die unmittelbar darauf folgende Aussprache, die Bewertung der erhaltenen Informationen, die von jedem Diskutanten in unterschiedlicher Weise vorgenommen wird, sind eine sehr hoch zu veranschlagende und unentbehrliche Ergänzung der individuellen Fortbildung. Voraussetzung dafür ist allerdings, daß die Veranstaltung dementsprechend strukturiert ist. Es liegt an den Organisatoren, streng darauf zu achten, daß die beschriebenen Vorteile der kollektiven Fortbildung auch genutzt werden.

Wie der Arzt den Zeitaufwand für seine Fortbildung auf die beiden Fortbildungsarten verteilt, ist in erster Linie von persönlichen Gewohnheiten und Neigungen abhängig. Man kann vernünftigerweise dafür keine Regeln aufstellen. Auch beim einzelnen Arzt dürfte es keine feste Zeiteinteilung geben, denn ein individuelles Fortbildungsprogramm, das ein bewundernswerter Kollege für sich entwickelt haben sollte, würde ständig durch zufällige Vorkommnisse in seinem planmäßigen Ablauf unterbrochen.

In den USA fordert die American Medical Association (AMA) von ihren Mitgliedern den Nachweis von 150 Stunden kollektiver Fortbildung in einer Dreijahresperiode. Die Veranstalter sind in Kategorien mit unterschiedlicher Bewertung eingeteilt. Auch die staatlichen ärztlichen Gesellschaften haben in fast allen der 50 Staaten ähnliche Vorschriften erlassen [1]. In der Bundesrepublik Deutschland hat die hessische Akademie für ihre Mitglieder gefordert, im Fortbildungsabschnitt von 3 Jahren 3mal 60 Stunden nachzuweisen, wobei 15 Stunden pro Jahr in akademie-eigenen Veranstaltungen absolviert werden müssen. Der Besuch von Veranstaltungen der Kreisvereine wird nur bis zu 20 Stunden im Jahr angerechnet, so daß auch hier eine gewisse Einteilung in Kategorien erfolgte. Der Nachweis der Fortbildung mit audiovisuellen Techniken wird ebenfalls in einem bestimmten Umfang in der Gesamtstundenzahl berücksichtigt. Diese Einschränkung der völlig freien Wahl der Fortbildungsmittel gilt aber nur für die Mitglieder der Akademie, die ja ihre Mitgliedschaft ebenfalls freiwillig durch Annahme dieser Forderungen erworben haben. Der Erfolg solcher Regelungen wäre noch größer, wenn überall ähnliche Bestimmungen getroffen würden.

Auf alle Fälle ist es aber wichtig festzuhalten, daß beide Arten der Fortbildung notwendig sind, daß die individuelle Fortbildung auch die unumgängliche Basis der kollektiven ist und daß letztere zu einer vollkommenen Befriedigung der Fortbildungsbedürfnisse und noch viel mehr des Bedarfs durch die individuellen Methoden nicht ganz ersetzt werden kann.

Wir sind demnach berechtigt, da wir uns ja in erster Linie an die Organisatoren der Fortbildung wenden, uns auch weiterhin vornehmlich mit den Methoden der kollektiven Fortbildung zu befassen, und werden häufig die Gelegenheit wahrnehmen, um auf eine Verbindung mit individueller Fortbildung hinzuweisen. Ein wohlorganisiertes System permanenter Fortbildung wird stets bestrebt sein, einen methodisch geplanten Verbund zwischen den verschiedenen Arten herzustellen.

Das Ideal einer perfekten systematischen Fortbildung wäre die genaue Bezeichnung und Aufzählung der Voraussetzungen, die für den Besuch eines Seminars, das bestmöglichen Nutzen brächte, erforderlich sind, sowie die Angabe der Literatur, durch deren Studium die Voraussetzungen erfüllt werden können. Zu Beginn des Seminars würden die theoretischen Voraussetzungen kurz wiederholt und auf dieser Basis, bei einer wissensmäßig nun homogenen Teilnehmerschaft, das Seminar aufgebaut. So müßte ein Jahreskurs oder sogar ein Mehrjahreskurs für jedes Fachgebiet gestaltet werden. Die Realisierung eines derartigen Plans ist unter den gegenwärtig obwaltenden Umständen der freiwilligen Tätigkeit der Fortbilder und des freiwilligen Besuchs der Veranstaltungen durch die teilnehmenden Ärzte nahezu unmöglich. Der Grund hierfür liegt in der unübersehbaren Effizienz des Aufwands. Immerhin kann man ein solches Ziel ins Auge fassen und Teilverwirklichungen zustande bringen.

9.2 Kollektive Fortbildung

Hier sollen die verschiedenen Modelle und Methoden sowie die spezielle Indikation zur Anwendung der kollektiven Fortbildung dargestellt werden. Wir unterscheiden üblicherweise folgende Typen der kollektiven Fortbildung:

Vortragsveranstaltung, Kongreß, Seminar, Arbeitsgruppe (Workshop, Atelier), klinische Visiten und Demonstrationen, ärztliche Stammtische mit regelmäßiger Besprechung eines medizinischen Themas, audiovisuelle Darbietungen mit anschließender Diskussion, Podiumsdiskussion und Round-table-Gespräch und Gastarzttätigkeit in der Klinik.

Alle diese Typen kollektiver Fortbildung haben ihre Eigenheiten, Vor- und Nachteile, so daß man je nach der örtlichen und zeitlichen Situation, nach der Besonderheit des Themas, nach den Lernzielen, nach den Bedürfnissen und Wünschen einer Zielgruppe, nach den Anliegen der vorgesehenen Referenten und anderem spezifische Indikationen für die einzelnen Veranstaltungstypen aufstellen kann. Versuchen wir nun, solche Indikationen im folgenden zu erarbeiten.

9.2.1 Vortragsveranstaltung

Sie ist die älteste Form der kollektiven Fortbildung. Sie hat viele Jahrzehnte unangefochten überdauert, bis auch sie die neuzeitliche Welle der Kritik, hervorgerufen durch Ergebnisse und Vorstellungen der Pädagogik und Didaktik, erreichte, welche drohte, ihr den Garaus zu machen. Am Anfang der Kritik stand die Frage nach der Effektivität, später auch nach der Effizienz der organisierten Fortbildung überhaupt und einzelner Formen, etwa des konventionellen Vortrags, im besonderen. Niemand vermochte, eine schlüssige Antwort zu geben und den Vortrag glaubwürdig zu verteidigen. Die am meisten geübte Antwort auf die Angriffe von außen war, daß der Vortrag weiter blühte und gedieh und seine Anhänger behielt. Die Argumente, die gegen ihn ins Feld geführt wurden, haben sich von den neuen Theorien abgeleitet. Sie erscheinen zwar plausibel, ihre Richtigkeit und die Überlegenheit der daraus hervorgehenden Verbesserungsvorschläge aber sind in der Praxis nicht bewiesen. Als erstes beanstandete man die mangelnde aktive Teilnahme des Auditoriums. Der Redner hält einen Monolog, meist viel zu lang, was nach den Erkenntnissen der Lernpsychologie dazu führen muß, daß nur ein Teil der Informationen aufgenommen wird. Man nimmt an, daß eine angespannte Aufmerksamkeit höchstens 20 Minuten durchgehalten wird. Dann läßt die Konzentration schnell nach. Die Vorträge dauern aber fast immer die doppelte Zeit, so daß allein daraus auf eine rund 50%ige Ineffektivität der Vortragsveranstaltungen geschlossen werden könne.

Auch die Struktur der Vorträge nimmt auf die lernpsychologischen Gesetzmäßigkeiten keine Rücksicht; es werden keine Pausen im Informationsstrom eingelegt, wie man sie etwa durch eine kleine Anekdote oder einen Scherz herbeiführen könnte; es werden auch keine Wiederholungen vorgenommen, so daß Lücken in der Aufnahme der Vortragsinhalte beim Hörer nicht mehr geschlossen werden. Die im Vortrag gezeigten Projektionen, die Diapositive und Folien, enthalten Tabellen und Kurven, die niemand im Gedächtnis behalten kann und eigentlich keinen anderen Wert haben, als daß sie, einer wissenschaftlichen Arbeit entnommen, beweisen, daß die Aussagen des Redners richtig und belegbar sind. Das hätte man ihm aber auch ohne Dias abgenommen.

Dias sind gewiß nicht nutzlos, man muß sich nur überlegen, was sie im gegebenen Fall für den Zuhörer wirklich bedeuten, welchen didaktischen Wert sie haben und welche mnemotechnische Wirksamkeit ihnen für das Lernziel innewohnt.

Den größten Nutzen haben sie für den Redner, der sich an dem Gerüst der Diafolge während seines Vortrags festhält, da er meist kein Manuskript besitzt, denn der freie Vortrag ist auch ansprechender und eindrucksvoller als eine Vorlesung.

Der Hörer weiß auch meist nicht im voraus, was er behalten sollte, d. h. worauf er seine besondere Aufmerksamkeit richten müsse. Die daraus entstehenden Lücken in der Aufnahme der Vortragsinhalte lassen sich am sichersten vermeiden, wenn der Vortragende gleich zu Beginn die Lernziele darlegt, so daß die Aufmerksamkeit eine Richtungsbindung erhält. Gelegentlich geschieht es schon so, in den weitaus meisten Fällen jedoch werden diese doch so sehr plausiblen didaktischen Hilfen nicht beachtet. Durch die Formulierung von Lernzielen ist der Vortragende auch genötigt, seine Ausführungen zweckentsprechend zu strukturieren.

Ein weiterer Nachteil, der aber nicht dem Veranstaltungstyp als solchem, sondern der fehlerhaften Art und Weise seiner Durchführung zur Last gelegt werden muß, ist die viel zu kurze Zeit, die für die Diskussion zur Verfügung steht. Auch wenn ihr im Programm eine ausreichende Zeit zugeteilt worden ist, und auch dann, wenn sie nicht dadurch gekürzt wird, daß der Redner seine Zeit unangefochten vom Tagungsleiter überzieht, wird die Diskussion dem Zufall überlassen. Der Vortragende selber oder ein eigens hierfür bestellter Moderator hat den Verlauf nicht in der Hand. Er nützt nicht die Möglichkeiten der Wiederholung, zur Herstellung des

Praxisbezugs der gegebenen Informationen, zur Darbietung entsprechender konkreter Fälle, zur Ermunterung der Teilnehmer, sich zur Praxisrelevanz des Gehörten zu äußern, kurz zur Erreichung des Lernziels, die auf diese und mancherlei andere Weise erfolgen kann.

Wir haben schon gesehen, daß viele der beschriebenen Nachteile des Vortrags nicht dem Typus selbst, sondern der unzulänglichen und nicht zielgerechten Durchführung zuzuschreiben sind. Man kann die gebräuchlichen Verfahrensweisen erheblich verbessern und damit den Vortrag als eine besondere Art einer Veranstaltung erhalten, die sich überzeugend in die Reihe der anderen Arten kollektiver Fortbildung eingliedern läßt. Der Vortrag ist in der ärztlichen Fortbildung sicher nicht obsolet.

Die Vorteile des herkömmlichen Vortrags, die gleichzeitig die Indikation zu seiner Wahl unter den gegebenen Modellen der Fortbildung bezeichnen, sind

1. die verhältnismäßig einfache Organisation einer Vortragsveranstaltung;
2. die Möglichkeit, einer beliebig großen Zahl von Teilnehmern eine vorzügliche Information zu verschaffen, wenn das Modell richtig indiziert war;
3. eine gute Gelegenheit zu haben, einen angesehenen, berühmten Redner zu gewinnen, der es i.a. verschmäht, vor einem nur kleinen Kreis von Zuhörern zu sprechen;
4. eine große Fülle von Informationen in gedrängter Zeit zu bringen, aus denen der Zuhörer bei mehr allgemein gehaltenen Lernzielen das für ihn selber Wichtige auswählen kann. Daß ein berühmter Redner nicht auch ein didaktisch versierter Fortbildungslehrer sein muß, der es versteht, sein Auditorium zu einem bestimmten Lernziel zu führen, ist oft wiederholt worden. Solche Aussagen werden immer wieder zitiert, sie gehören zum ständigen Repertoire der Fortbildungskritik. Es entsteht dadurch der Eindruck, daß man hier von einer Regel spricht. Tatsächlich ist es eher eine Ausnahme. Der bekannte Wissenschaftler hat als Hochschullehrer große Erfahrungen im Unterricht und ist viel häufiger ein guter als ein schlechter Redner. Der Wunsch, ihn zu hören oder auch in der Diskussion mit ihm zu sprechen, erweckt, wie wir bereits bemerkt haben, eine ganz spezifische, wenn auch nicht übermäßig hoch zu veranschlagende Motivation zur Fortbildung, die sich dann nicht nur auf den Vortrag des einen Redners erstrecken, sondern auch ein fortwirkendes Interesse am Vortragsthema hervorrufen dürfte. Die Vortragsveranstaltung ist vornehmlich dann indiziert, wenn es sich um ein Auditorium handelt, bei dem der Eindruck des schulmäßigen Ablaufs vermieden werden und es den Teilnehmern völlig überlassen bleiben

soll, was sie von dem Dargebotenen für sich für wichtig halten und was nicht. Der Vortrag ist in diesem Falle der Typus der reinen Informationsveranstaltung.

9.2.2 Kongreß

Der Kongreß ist in der Regel eine Anhäufung von Vorträgen der unter 9.2.1 beschriebenen Art, welche alle unter einem Thema oder auch mehreren Themen miteinander verbunden sind. Für die auf den herkömmlichen Kongressen gehaltenen Vorträge gilt infolgedessen alles das, was über die Vortragsveranstaltung in 9.2.1 bereits gesagt wurde. Hinsichtlich des Kongreßzwecks muß man die großen wissenschaftlichen Kongresse von den Fortbildungskongressen unterscheiden. Die ersteren sind ein Diskussionsforum für Experten und eine eindrucksvolle Schau für die große Masse der Teilnehmer. Sie vermitteln eine Fülle von Informationen, haben aber i. allg. keinen großen direkten Lerneffekt, sondern regen dazu an, das als interessant Erfahrene zu Hause weiter zu verarbeiten, was mit Hilfe der über den Kongreß berichtenden Zeitschriften leicht geschehen kann. Wir haben hier ein einfaches Modell eines Verbundsystems von Fortbildungsmitteln. Zu diesen gehört auch der gedruckte Kongreßbericht, der aber meist erst so spät erscheint, daß er zu unserem beschriebenen Zweck kaum mehr dienen kann, sondern mehr ein Nachschlagewerk ist.

In der letzten Zeit kann man die Beobachtung machen, daß auch die großen wissenschaftlichen Kongresse als Fortbildungsveranstaltungen ausgerichtet werden und daß auch moderne didaktische Vorstellungen Eingang finden. Es gibt Podiumsgespräche, in denen auch der Praxisbezug der Vortragsinhalte erörtert wird, und es werden über einzelne Kongreßthemen Reihen von Postern in abgeschlossenen kleineren Räumen ausgestellt, die von Experten für einen kleineren Kreis besonders interessierter Zuhörer besprochen werden.

Nur insoweit wollen wir uns mit dem wissenschaftlichen Kongreß beschäftigen, obwohl er seinen ursprünglichen Zweck, ein Forum der Aussprache unter Experten zu sein, im Durchschnitt verloren hat, da diese Aussprachen auf den sog. Symposien stattfinden, während die Kongresse mehr den Charakter der Fortbildungsveranstaltung angenommen haben und von ihren früheren Zielen noch das Herausstellen und Bekanntmachen jüngerer wissenschaftlicher Kräfte beibehielten. Diese Kongresse berühren unser Vorhaben auch insofern nur wenig, als ihre Organisation einem anderen Kreis von Beauftragten obliegt als dem, den wir hier ansprechen wollen.

Es sei aber noch auf eine ganz hervorragende Bedeutung der wissenschaftlichen Kongresse für die Fortbildungsarbeit aufmerksam gemacht, und zwar auf ihre Einwirkung auf die Themenwahl. Die Kongresse sind meist die Vorreiter für die Programmgestalter der eigentlichen Fortbildungstagungen. Die Organisatoren der Fortbildung werden nicht umhin können, die wichtigsten großen Kongresse zu besuchen, um die dort behandelten Themen für die eigenen Zwecke zu prüfen und zu sichten. Sie sind eine ergiebige Quelle zur Aufdeckung des Fortbildungsbedarfs. Die Bundesärztekammer richtet seit mehreren Jahren das jährlich stattfindende „Interdisziplinäre Forum" aus, das expressis verbis ein „Markt" für Fortbildungsthemen sowie auch für Referenten sein soll. Dieses Forum ist also gewissermaßen ein Digest aus den wissenschaftlichen Fachkongressen zum Gebrauch der Fortbildungsbeauftragten.

Die Fortbildungskongresse, denen wir uns nun zuwenden wollen, entsprechen heute nicht mehr der einfachen Kongreßdefinition, die wir diesem Kapitel vorangestellt haben. Sie bestehen nicht mehr aus einer Reihe von Vorträgen alten Stils, sondern sind vielmehr eine Zusammenstellung mehrerer Veranstaltungstypen in einer Funktionseinheit von Raum und Zeit nach der Regel des klassischen Theaters. Vorträge, Seminare, Kurse, praktische Übungen und Demonstrationen, verbunden mit Podiumsdiskussionen und Aussprachen in kleinen Gruppen, werden zeitlich nacheinander oder auch in Parallelveranstaltungen angeboten. Die Auswahl ist groß, der Teilnehmer kommt oft genug in die Verlegenheit, von 2 ihn interessierenden Themen sich für eines entscheiden zu müssen. Der Vorteil solcher Kongresse, deren Prototyp die Seminarkongresse der Deutschen Bundesärztekammer sind, besteht darin, daß der Teilnehmer sich 1-2 Wochen lang mit einem oder auch mehreren ihn interessierenden Gebieten beschäftigen kann und einen guten Lernerfolg erzielt. Das Thema wird in Einzelvorträgen, aber in einer Folge von 5 Stunden oder Doppelstunden von dem gleichen Referenten behandelt, so daß auch Wiederholungen möglich sind. Der Nachteil ist die völlige Herauslösung aus der beruflichen Arbeit für die Dauer von 2 Wochen, was eben nur einem Teil der Kollegen gelingt, wenn sie nicht ihren Urlaub der Fortbildung opfern wollen. Nur darin ist natürlich der Nachteil zu sehen, vom Standpunkt der Erfolgsmöglichkeit aus ist es ein großer Vorteil.

Daß diese Art von Kongressen vorzugsweise in landschaftlich reizvoller Umgebung abgehalten wird, ergibt bei einem Besuch von durchschnittlich 6-7 Stunden pro Tag und einer Sechstagewoche die Möglichkeit, Fortbildung und Entspannung zu vereinen. Damit wird auch eine sehr gute Motivation zur Fortbildung erreicht, obwohl behördliche Schwierigkeiten damit verbunden sind.

43% der amerikanischen Ärzte haben erklärt, ihren Urlaub mit dem Besuch von Fortbildungsveranstaltungen verbinden zu wollen [1]. Sie haben anscheinend damit weniger steuerlichen Ärger als unsere Kollegen in der Bundesrepublik, wo engstirnige Finanzbehörden folgern, daß der Anteil der privaten Erholung hierbei vorherrsche, so daß die Kosten dieser Fortbildung mit Ausnahme der Kongreßgebühr nicht als berufliche Unkosten gebucht werden dürfen. Diese Einstellung läßt die Besonderheiten geistiger Arbeit unberücksichtigt, und die Situation der freien Berufe wird vollkommen verkannt. Der Widerspruch unserer Standesvertreter darf nicht nachlassen, bis eine befriedigende Lösung dieses ernsten Problems eines Berufsstands, dem keine 6 Wochen bezahlten Urlaubs im Jahr vergönnt sind, erzielt worden ist. Die Motivation zur Fortbildung zu verstärken und die Effektivität der Veranstaltungen zu vergrößern, liegt doch auch im Interesse der Allgemeinheit. Hier wäre beides miteinander zu vereinen. Aber das gegenseitige Verständnis zwischen Beamten und freien Berufen zu fördern, ist außerordentlich schwierig.

9.2.3 Seminar

Die Seminare gehen schon viel eher in die Richtung dessen, was im Sinne neuzeitlicher Pädagogik und Didaktik gefordert wird. Sie sind Veranstaltungen für einen kleineren, überschaubaren Kreis von Teilnehmern, die zum Ziel haben, einen bestimmten Lernerfolg gemeinsam zu erreichen. Die Teilnehmerzahl sollte möglichst 30 nicht überschreiten. Zwar läßt sich der Kreis der Interessenten nicht bei jedem Seminar auf diese Zahl beschränken, aber ein Idealfall braucht nicht immer in der täglichen Routine die Regel zu sein, man muß ihn nur anstreben. Mit zunehmender Erfahrung der Organisatoren und auch der Referenten mit dieser Gattung von Fortbildung kann man den Kreis notgedrungen auch etwas erweitern, ohne das vorgegebene Ziel zu gefährden.

Im Seminar wird ein einzelnes Thema in einer Reihe von kurzen Vorträgen behandelt, die gewöhnlich nicht mehr als 20 Minuten dauern; nur selten sollten dem Redner einmal bis zu 30 Minuten zugebilligt werden. Es ist zweckmäßiger, einen Vortrag in 2 Abschnitte zu teilen, als einem Vortragenden eine längere ununterbrochene Zeit zuzugestehen. Die Diskussion ist etwa mit der gleichen Zeit anzusetzen wie der Vortrag. Sie wird entweder vom Referenten selber, besser aber von einem Moderator geleitet, der Wiederholungen des Vortragsinhalts bringt und dadurch einen größeren Lerneffekt bewirkt. Er sollte auch dafür sorgen, daß bei klinischen Themen ausreichende Fallbeispiele dargeboten werden, die beim Teilnehmer besonderes Interesse hervorrufen und ihm die Praxisrelevanz der Informationen vor Augen führen.

Solche Beispiele aus der Praxis kann man schon in der Einladung von den Teilnehmern erbitten, was allerdings meist keinen großen Erfolg hat. Der Referent muß immer mit vorbereiteten Fallbeispielen oder auch mit Fallsimulationen in die Bresche springen können, damit keine Stockung im Ablauf des Seminars entsteht. Wenn man mit dieser Methode beginnt, wird man vermutlich die Erfahrung machen, daß die Schilderung von passenden Fällen nicht leicht ist und auch versierten Referenten nicht immer gelingt. Der Organisator der Veranstaltung sollte in einem ausführlichen Gespräch sein Anliegen vorbringen und sich nicht mit ein paar Zeilen eines Briefes begnügen. Sonst werden Enttäuschungen nicht ausbleiben.

Auch unseren ständigen Referenten sind die neuen Methoden noch wenig bekannt und schon gar nicht geläufig. Die Referenten sind daher leicht geneigt, sie von vornherein abzulehnen, weil es bis jetzt doch ganz gut klappte. Es empfiehlt sich deshalb, erst mit wenigen Referenten, für deren Vorbereitung man sich genügend Zeit lassen muß, zu beginnen, um ganz allmählich zu einem allgemeinen Consensus zu gelangen und das neue Verfahren heimisch zu machen. Ich möchte auch raten, bei solchen Neueinführungen und Experimenten die Teilnehmer zu Beginn des Seminars darauf aufmerksam zu machen, was sie erwartet, weil sie sonst, bei nicht glattem Gelingen des Vorhabens, mit herber Kritik nicht zurückhalten, wodurch der neue Weg für lange Zeit völlig gesperrt werden könnte. Das gilt in noch größerem Maß für noch ungewohnte Neuerungen, die wir in der Folge unserer Darstellungen noch beschreiben werden.

Die Schilderung echter klinischer Fälle oder von Fallsimulationen muß eine Illustration des Seminarthemas sein; sie soll die Anwendung des Gehörten in der täglichen Praxis beschreiben und die damit verbundene Problematik aufdecken und zur Diskussion stellen. Der Teilnehmer muß sich in dieser Aussprache in seine gewohnten Überlegungen und Gedankenabläufe versetzt fühlen oder muß Analogien dazu erleben. Wenn es gelingt, diesen Zustand zu erreichen, dann ist jeder Teilnehmer voll dabei; er ist stimuliert und empfindet sofort den praktischen Gewinn, den er aus einer solchen Veranstaltung mit nach Hause nimmt, behält nicht nur das Seminar in guter Erinnerung, sondern er hat auch durch die mit Emotionen verbundene Aufnahme der Seminarinhalte eine gute Gewähr für die mnestische Einprägung.

Bei der Vorbereitung der Fälle, die zu diesem Zweck vorgebracht werden sollen, muß all' dies bedacht werden. Schon daraus ist verständlich, daß es vorläufig noch so selten gelingt, die Seminare derart zu gestalten. Es bedarf einer gründlichen Einarbeitung aller Beteiligten in eine neue und ungewohnte Denkrichtung. In den Vereinigten Staaten von Amerika ist die Theorie ärztlicher Fortbildung weiter fortgeschritten als bei uns, und theoretische Vorstellungen werden häufiger in der Praxis der Fortbildung benutzt. Die oben beschriebene Methode der Fallbesprechungen und der Fallsimulationen, die man auch praxisorientierte oder problemorientierte Fortbildung nennen kann, dient in den USA dazu, „die Übertragung beruflicher Bildung auf berufliches Verhalten zu verstärken" (strengthening of the relationship between professional education and performance - *CME-Newsletters, Bd. 13, H 5* [1]). Dies scheint auch das beste Mittel zu sein, die Motivation der Kollegen zur Fortbildung zu erhalten.

Von großem Vorteil für das Lernziel ist es, im Seminar auf die Projektion von Dias, die im wesentlichen aus Tabellen und Kurven bestehen, entweder ganz zu verzichten oder nur kurz auf sie hinzuweisen. Statt dessen empfiehlt es sich, dieses Anschauungsmaterial den Kollegen in Form von Tischvorlagen an die Hand zu geben. Selbstverständlich ist die Projektion von echtem Anschauungsmaterial, z. B. histologische Präparate, Operationssitus, Bilder aus der Dermatologie oder ähnliches, unentbehrlich und kann nur selten in gleicher Qualität in einer Tischvorlage gebracht werden. Die Mehrzahl der gebräuchlichen Dias enthält aber Tabellen und Kurven. Merksätze, die von manchen Rednern gern projiziert werden, können sehr nützlich sein und werden auch immer wieder in den Besprechungen mit den Referenten von uns erbeten. Sie müssen aber in erster Linie in den Tischvorlagen erscheinen, deren wichtigste Bestandteile sie bilden.

Aus der Fülle der gegebenen Informationen kann man, orientiert an den vorgestellten Lernzielen, Fragen formulieren, die von den Teilnehmern am Schluß der Veranstaltung schriftlich zu beantworten sind. Damit hat jeder Arzt Gelegenheit, selber zu prüfen, was er verstanden und behalten hat und was nicht. Die nachfolgende gemeinsame Besprechung der anonym abgegebenen Antworten unter Mitwirkung der Referenten als Experten bedeutet eine zusätzliche Wiederholung der Lerninhalte und fördert deren Fixierung im Gedächtnis. Jeder Organisator solcher Seminare wird zunächst einmal die Befürchtung hegen, seine Teilnehmer könnten bei derartigen Anforderungen, die er an sie stellen würde, empört weglaufen. Zunächst wird es in der Tat in den meisten Fällen einige Schwierigkeiten geben, und nicht alle Kollegen sind von vornherein mit diesem Verfahren einverstanden. Man wird sie folglich früh genug auf die geplanten Neuerungen aufmerksam machen und ihnen v. a. erklären, daß es sich bei der Beantwortung der Fragen nicht um eine persönliche Prüfung, sondern lediglich um eine inzwischen erprobte Lernhilfe handelt, die noch den weiteren Vorteil bietet, daß durch die Auswertung der anonym abgegebenen Fragebogen die Referenten und die Organisatoren die nächsten Veranstaltungen durch das erhaltene Feedback u. U. erheblich verbessern können. Die ständige Anwendung dieser Methode in bestimmten Seminaren und die laufende Auswertung der Fragebogen hat unter der Leitung eines Medizindidaktikers (in unserem Fall ist dies Prof. Renschler, Bonn) zu steter Angleichung der Programme und auch des Referentenverhaltens an die Ergebnisse der Auswertung geführt.

Wir haben mit diesem Verfahren die Beobachtung gemacht, daß schon bei dem 2. oder 3. Seminar dieser Art über 90% der Teilnehmer bis zum Schluß, also bis zur Abgabe der Fragebogen und ihrer Besprechung, dableiben. Die jüngeren Jahrgänge, die allmählich die Mehrheit in unseren Seminaren bilden, sind für die neuen Methoden auffallend leichter zu gewinnen als die älteren.

Noch bevor wir die ersten Versuche machten, haben wir in der zitierten Umfrage [11] die Meinung der Ärzte zu einem so ungewöhnlichen Verfahren ausloten wollen. Dabei sind wir noch einen Schritt weiter gegangen und haben nicht von einer Lernmethode, sondern von einer Methode der Fortbildungskontrolle gesprochen. Es waren 2 diesbezügliche Fragen, die folgendermaßen lauteten:

1. Würden Sie, falls Fortbildungskontrollen eingeführt werden müßten, solche annehmen?
2. Wenn ja, sollten sich diese Prüfungstests (Fragebogen nach dem MC-System oder ähnlichem Verfahren) auf den einzelnen Arzt beziehen oder anonym bleiben?

55,8% aller Ärzte haben die Frage 1 mit ja beantwortet, 39,8% mit nein, und 4,4% haben sie unbeantwortet gelassen. Die Mehrzahl wäre also mit einer Fortbildungskontrolle einverstanden. Die 2. Frage sollte nur von den Jasagern der 1. Frage beantwortet werden. 22,7% sprachen sich dafür aus, daß die Kontrolle sich auf den einzelnen Arzt beziehen solle, 27% waren dagegen, 50,3% ließen die Frage unbeantwortet, 47,6% sprachen sich für eine anonyme Kontrolle aus, 10,9% antworteten mit nein, 41,5% haben ihre Meinung nicht geäußert.

Wir entschieden uns bei der Programmierung einzelner Seminare dafür, am Schluß anonyme Fragebögen zum Thema auszugeben, nicht als Kontrolle, sondern als eine schriftliche Wiederholung der wesentlichen Seminarinhalte und damit als eine didaktisch wirksame Maßnahme. Als eine Kontrolle war es lediglich für die Veranstalter und die Referenten gedacht, die aus der Auswertung der schriftlichen Antworten Schlüsse auf die Eignung der Programme für den beabsichtigten Erfolg ziehen konnten.

Diese Seminarform hat den großen Vorzug einer ausgezeichneten Effektivität und nur den Nachteil, daß man für jede Veranstaltung eine bis ins kleinste gehende Vorbereitung benötigt, an der auch die Referenten notgedrungen zu beteiligen sind. Sie müssen Kurzfassungen ihrer Vorträge rechtzeitig vor dem Termin des Seminars liefern, aus denen die wichtigsten Tabellen, Kurven, Zeichnungen und Merksätze zu Tischvorlagen verarbeitet werden müssen, was wiederum der Mitwirkung einer redaktionell tätigen Person bedarf. Die Formulierung der Fragen ist ebenfalls mit einigen Schwierigkeiten verbunden, wenn sie den geschilderten Zweck erfüllen sollen. In der Regel wird man ohne den Rat eines Medizindidaktikers nicht auskommen. Unsere Referenten entbehren fast durchweg noch der Schulung auf diesem neuen Gebiet, und es kostet sehr viel Mühe, sich einen Referentenstamm heranzubilden, der für die Durchführung von Seminaren der beschriebenen Art geeignet und dazu willens ist. Der Mangel an einer ausreichenden Zahl von geschulten Referenten führt auch dazu, daß Seminare, deren Thematik für eine große Zahl von Ärzten von Bedeutung ist, so häufig angeboten werden müßten, daß die wenigen vorhandenen Referenten über Gebühr beansprucht würden. Diese Schwierigkeiten sind kaum überwindbar, denn auch die Vortragenden und Referenten betätigen sich freiwillig in der Fortbildung. Es gibt keine hauptamtlichen Fortbildungslehrer, und es wird sie wahrscheinlich auch in absehbarer Zukunft nicht geben. Man sollte sie auch nicht wünschen, denn mit hauptamtlichen Fortbildern würde das mit so vielen Vorteilen verbundene System der Freiwilligkeit sehr aus dem Gleichgewicht gebracht.

Man wird sich so helfen müssen, daß man für die oben beschriebene Form der Seminare eine ganz streng gezielte Indikation aufstellt und im dringenden Bedarfsfall den Teilnehmerkreis doch über die in der Regel zulässige Zahl erweitert. Das Lernziel wird dann nicht gefährdet, wenn man die notwendigen Vorbereitungen und den Ablauf des Seminars präzise nach dem Modell gestaltet. Alle Unvollkommenheiten gehen zu Lasten des Organisators, dem damit eine große Verantwortung aufgebürdet wird, die er nur übernehmen kann, wenn er eine ausreichend ausgestattete Einrichtung zur Verfügung hat. Darauf werden wir noch zurückkommen.

9.2.4 Arbeitsgruppe

Bei der Arbeitsgruppe haben wir eine noch kleinere Zahl von Teilnehmern als beim Seminar vor uns, die ein streng umschriebenes Lernziel gemeinsam erreichen wollen, z.B. die Erarbeitung eines Plans zur Behandlung der Hypertoniker in der Praxis nach den gegenwärtig gültigen wissenschaftlichen Richtlinien.

Die „Gruppe" ist ein Terminus technicus moderner Pädagogik. Niggemann [24] unterscheidet Gruppen und Großgruppen. Wir werden uns in der Hauptsache mit der Gruppe, also der kleineren Gruppierung von Fortbildungsteilnehmern, beschäftigen. Die Großgruppe umfaßt maximal 30 Teilnehmer, entspricht demnach in der Größe unserem Seminar. Sie würde nur selten eine Alternativfunktion zum Seminar ausüben können, wie z. B. bei der Teilung sehr großer Veranstaltungen zum Zwecke bestimmter Fragenbearbeitung. Solche Situationen sind denkbar, aber gewiß nicht häufig.

Die Gruppe hingegen besteht aus nur 3-7 Mitgliedern, die Idealzahl wird mit 4-5 angegeben. Man kann Kurzzeitgruppen und Dauergruppen voneinander unterscheiden, je nach dem Gruppenziel, das man vereinbart hat.

Auch hier zeigt sich wieder, daß sich die in der sog. Erwachsenenbildung, v. a. in den Volkshochschulen, gewonnenen Erkenntnisse nicht einfach auf die ärztliche Fortbildung übertragen lassen.

Niggemann meint dazu:

„Gruppenarbeit und die durch sie getroffenen Entscheidungen ermöglichen, ... alle persönlichen Wünsche und Bedürfnisse, individuelle Entscheidungen in den Prozeß der Meinungsbildung und Urteilsfindung mit einzubeziehen. Vortrag und Referat als methodische Einwegformen der Fortbildung (Niggemann sagt „Weiterbildung") sind Ausfluß einer hierarchisch sich verstehenden Fortbildung und stehen dem emanzipatorischen Auftrag heutiger Fortbildung entgegen, wenn sie in überwiegender Form praktiziert werden."

Hier wird der politische Charakter der organisierten Erwachsenenbildung ganz deutlich (Weiterbildung!). Es wird auch verständlich, warum wir in der ärztlichen Fortbildung, sehr zum Leidwesen mancher professioneller Kritiker, die aus den pädagogischen Wissenschaften gewonnenen allgemeinen Erkenntnisse - von „Gesetzmäßigkeiten" wollen wir schon gar nicht sprechen - auf ihre Brauchbarkeit und Nützlichkeit für unsere Zwecke erst zu prüfen haben, bevor wir sie nur ihrer „Modernität" wegen übernehmen. Wir müssen uns auch stets darüber im klaren sein, daß wir eigene Wege, die der Besonderheit des ärztlichen Berufs und der medizinischen Wissenschaften angemessen sind, benötigen. Gewiß ist Medizin nicht einfach Naturwissenschaft, aber die Naturwissenschaften sind ihre solide und zuverlässige Basis, die nur dann verlassen werden darf, wenn die praktische Medizin Fragen beantworten muß, für die die Naturwissenschaften keine Antwort wissen. Das ist oft genug der Fall, und es hat zu einer Neuorientierung der Medizin geführt, die auch in unserer Fortbildung eine noch nicht ganz ausreichende, aber weiter zunehmende Berücksichtigung findet. Wenn aber die naturwissenschaftlich ausgerichtete Medizin sich anderer Gebiete bedienen muß, weil sie auf ihrer angestammten Basis keine Hilfe findet, wird sie sofort wieder zu ihrem Fundament zurückkehren, wenn dort inzwischen die bisher fehlenden Antworten zuverlässig erarbeitet worden sind. Die Beschäftigung mit der Psychosomatik liefert manche interessanten Beispiele des Wechselspiels zwischen somatischen und psychogenen Erklärungen pathologischer Zustände.

So ist auch das obige Zitat Niggemanns [24] in seiner Aussage für die ärztliche Fortbildung nur sehr bedingt verwendbar, und das umso weniger, als die Medizin sich exakter Wissenschaften bedient, und umso mehr, als sie sich in „unbestimmten" Wissenschaften verliert. Das letztere ist bereits zu einer Gefahr geworden, worauf alle, die in der ärztlichen Fortbildung Verantwortung tragen, sehr genau und sorgfältig achten sollten.

Wir sind auf diese Frage deshalb näher eingegangen, weil viele Kritiker nicht müde werden, uns vorzuwerfen, die Erkenntnisse der Erwachsenenbildung zu mißachten, während wir ganz im Gegensatz dazu darauf aufmerksam machen wollen, daß die Aufgaben und Ziele der ärztlichen Fortbildung nicht mit den Weiterbildungszielen identisch sind, die in den Veranstaltungen vorherrschen, aus denen manche pädagogische und didaktische Lehren erwuchsen.

Kehren wir nun wieder zu unserem ursprünglichen Begriff der Arbeitsgruppe zurück, den die Amerikaner Workshop und die Franzosen Atelier nennen. Wir verstehen darunter Gruppen, die sich zu einem bestimmten Lernziel zusammengefunden haben, entweder von sich aus, in eigener Regie und unabhängig von beauftragten Organisatoren, als eine Lerngruppe, die sich die Bearbeitung eines bestimmten Themas vorgenommen hat, oder die sich im Rahmen eines organisierten Fortbildungssystems bildete, aus dem der Gruppe dann alle möglichen Hilfen personeller und materieller Art zufließen. In beiden Fällen benötigt die Gruppe zu ihrer Arbeit das Mitwirken eines Experten für den zu behandelnden Gegenstand, eines Beraters, Erklärers, Referenten, Gruppenleiters oder wie immer man ihn nennen will. Einer der Initiatoren solcher Gruppen war Dr. Scharf [30], sie als Regionalgruppen im Département Moselle Frankreich aufstellte, woraus sich dann ein ganzes Fortbildungssystem entwickelte, das nunmehr als eine Eigenart der ärztlichen Fortbildung in Frankreich in einem großen nationalen Verband (*Unaformec*= Union nationale de la formation médicale continue) gut funktioniert.

Den Workshop könnte man auch als Seminar bezeichnen, das ein eng begrenztes Thema intensiv behandelt, mit dessen Grundlagen die Teilnehmer bereits durch Vorstudien oder durch den Besuch von Vortragsveranstaltungen oder Kongressen bekannt sind. In Workshops wollen die Ärzte ihre Kenntnisse noch vertiefen und sich für deren praktische Anwendung gemeinsam vorbereiten.

Es bedarf also keines Vortrags, sondern lediglich eines Gruppenleiters, eines Moderators, der Experte des zu behandelnden Gegenstands sein sollte und der für die Themenbearbeitung nur eine sachliche Einleitung gibt. Das Lernziel ist, jedem Teilnehmer den Gegenstand völlig verständlich zu machen und ihm Klarheit darüber zu verschaffen, wie er sich in bezug auf die neu gewonnenen Erkenntnisse zukünftig in seiner Berufsausübung zu verhalten hat. Der Teilnehmer will also ein neues Verhalten lernen, d. h. ein Ziel erreichen, das die herkömmliche Kritik der Fortbildung abzusprechen sich bemüht. Diese, so sagt man, vermittle nur kognitives Wissen, aber keine Fähigkeiten und keine Verhaltensänderung, auf die es jedoch allein ankomme. Der Workshop, die Arbeitsgruppe, will hingegen gerade eine Verhaltensänderung in gemeinsamer Arbeit herbeiführen. Daß dies aber nur einer Gruppe von höchstens 7 Teilnehmern gelingen könne, kann ich nicht annehmen. Wenn man die obere Grenze für die optimale Arbeitsfähigkeit der Gruppe bei 10-12 Gruppenmitgliedern festsetzt, wird man aller Wahrscheinlichkeit nach den gleichen Effekt erzielen. Dann allerdings ist ein Gruppenleiter nötig, der nicht aus der Gruppe selber gewählt wird, wie es bei der Kleingruppe häufig der Fall sein dürfte.

Versuchen wir nun, die Eigenart und Leistungsfähigkeit der Gruppe an 2 Beispielen zu verdeutlichen und daraus die Indikation zum Einsatz der Gruppe abzuleiten:

In einem Seminar für niedergelassene Internisten werden Probleme medikamentöser Langzeitbehandlung besprochen. Es ist anzunehmen, daß viele Teilnehmer aus den Ausführungen des Referenten entnehmen müssen, daß sie bisher manches nicht beachtet und vielleicht da und dort auch Fehler gemacht haben. Es besteht jedenfalls eine spürbare Unsicherheit. So kommt auch keine rechte Diskussion zustande, denn kaum einer ist geneigt, über seine eigenen Erfahrungen in einschlägigen Fällen zu sprechen oder gar zu berichten, daß seine Behandlungsweise von dem abweicht, was hier als richtig und den neuen wissenschaftlichen Erkenntnissen entsprechend dargestellt wurde. Der erfahrene Versammlungsleiter läßt nun kleine Gruppen bilden mit der Aufgabe, eine Aussprache darüber zu führen, wie jeder Teilnehmer sich bei Langzeitbehandlungen in seiner Praxis verhält, ob er nach den heute gehörten Regeln verfährt oder ob und warum er davon abweicht. Er soll auch aussagen, ob er sich nunmehr anders verhalten will oder warum er sich der neuen Sicht der Dinge vielleicht nicht anzuschließen gedenkt. Es wird gefragt, ob er bei der Langzeitbehandlung einer chronischen Herzinsuffizienz mit Digitalispräparaten schon einmal einen Auslaßversuch gemacht hat und was gegebenenfalls dabei herauskam, ob er Interaktionen mit anderen gleichzeitig gegebenen Arzneimitteln feststellte, ob er im Verlauf der Behandlung Wirkungssteigerungen oder Wirkungsverluste beobachtete und, wenn ja, unter welchen näheren Umständen es geschah und wie er darauf reagierte, wann er Digoxin und wann Digitoxin verordnete und manches andere mehr.

Die aus 7-8 Teilnehmern bestehenden Gruppen wählen sich einen Sprecher, der vom

Versammlungsleiter die Fragen erhält, die in der Gruppe besprochen werden sollen, so etwa, wie wir sie oben beschrieben haben. Es ist erstaunlich, daß nach kurzem Zögern alle 4 Gruppen auftauen, die in der Großgruppe, dem Seminar, stumm gebliebenen Teilnehmer auf einmal zu reden beginnen und freimütig über ihr eigenes Verhalten berichten, es mit dem der anderen vergleichen und auch Gründe für Abweichungen angeben können.

Sie sind auch leicht in der Lage, eventuelle Fehler zu äußern oder auch Kritik an den Ansichten des Referenten zu üben. Der Erfolg ist, daß die Sprecher der einzelnen Gruppen im wieder zusammengetretenen Plenum, also in der Großgruppe, recht genau das tatsächliche Verhalten in der Praxis schildern können, wodurch der Referent ein Feedback erhält, das es ihm gestattet, sein Thema sofort praxisnäher zu fassen und die in der Praxis auftauchenden Probleme genauer zu besprechen, als es ihm bisher möglich war.

Die Teilnehmer andererseits erkennen nach der gemeinsamen Aussprache, in die die Meinung jedes einzelnen durch seine Beteiligung in der Kleingruppe eingeflossen war, ihre Fehler und auch die Gründe dafür, und sie haben im kollegialen Gespräch ihr zukünftiges Verhalten festgelegt. In der Großgruppe, in dem aus 30 Teilnehmern bestehenden Seminar, ist es nicht gelungen, dieses Ziel zu erreichen. Das so durchgeführte Seminar bewirkt mit Hilfe der Kleingruppen eine echte Verhaltensänderung und gibt auch ein eindrucksvolles Beispiel für die Vorteile und die Leistungsfähigkeit der kollektiven Fortbildung überhaupt, denn der isolierte Arzt, der nicht weiß, wie sich seine Kollegen verhalten, wird Schwierigkeiten haben, seine Schwächen und eventuellen Fehler so schnell zu entdecken und zu verbessern.

Ein weiteres Beispiel betrifft eine Veranstaltung über die Möglichkeiten und Grenzen der Ultraschalldiagnostik in der Allgemeinpraxis.

Ein Allgemeinarzt berichtete in der Einleitung über seine eigenen Erfahrungen, dann gaben Spezialisten einen Überblick über die verschiedenen Verfahren, die in der Allgemeinpraxis bereits angewandt wurden, wie die Sonographie des Abdomens, die Sonographie in der Schwangerschaftsüberwachung und die Ultraschalldiagnostik der Gefäße. In kleinen Gruppen wurden nun die Geräte vorgeführt, auch mit Patienten, die sich dafür bereitwillig zur Verfügung gestellt hatten, so daß eine reale Demonstration erfolgen konnte. Die Gruppenteilnehmer diskutierten über ihre eigenen Möglichkeiten in ihren Praxen, stellten Fragen über die Wirtschaftlichkeit des Verfahrens, über rechtliche Probleme, über die Möglichkeiten, sich die erforderlichen Spezialkenntnisse anzueignen und manche andere, die im Plenum dem Versammlungsleiter und Experten vorgebracht und dann von einzelnen Spezialisten beantwortet wurden. Jeder Teilnehmer kam zu Wort, jeder konnte seine persönliche Situation prüfen und mit den Kollegen der Gruppe bereden, er konnte somit selber einen Beitrag zur abschließenden Meinungsbildung leisten. Er hatte nicht nur seinen Lernerfolg, sondern auch ein persönliches Erfolgserlebnis als aktiver Mitspieler.

Die Beispiele lassen sich beliebig vermehren und auf viele Gebiete und Probleme des ärztlichen Berufs ausdehnen. Voraussetzung des Erfolgs dieser Methode ist die klare Trennung der Aufgaben des Plenums und der kleinen Gruppen und die genaue Einweisung der Gruppenleiter in ihre Aufgaben, was eine große Erfahrung des Versammlungsleiters erfordert.

Damit sprechen wir ein Problem an, auf das wir schon mehrfach gestoßen sind und das sich hier erneut in seiner ganzen Schärfe zeigt, nämlich die Schulung der Leiter von Fortbildungsveranstaltungen, schließlich aller in der Fortbildung tätigen Referenten, Moderatoren und Organisatoren. Wir werden uns in einem eigenen Kapitel damit zu befassen haben.

Zu den kleinen Gruppen, die sich für eine lange gemeinsame Arbeit zusammengefunden haben, gehören die sog. Balint-Gruppen. Sie erfreuen sich einer immer noch wachsenden Beliebtheit und dienen als Modell für Gruppen mit einer spezifischen Zielsetzung. Sie beschäftigen sich mit dem Arzt-Patienten-Verhältnis, mit der Wirkung der „Droge Arzt" auf den Patienten, und umgekehrt analysieren sie die Wirkung des Patienten auf den Arzt und auf dessen Verhalten. Das geschieht alles beim einzelnen Arzt und bei dessen einzelnen Problempatienten, also in konkreten Fällen. Die gewohnte Umgebung und die lange Bekanntschaft der gleichen Kollegen miteinander ermöglichen es, daß jeder seine Behandlungsführung offen darlegt, so daß die Runde der Teilnehmer emotionelles Fehlverhalten von Arzt und Patient und psychologisch nicht zweckentsprechende Führung des Patienten durch den Arzt aufdeckt und dem Arzt zu einem besseren Verständnis seines eigenen Verhaltens verhilft. Es gibt Gruppen, die unter dem gleichen Gruppenleiter viele Jahre zusammenbleiben und ihre gemeinsame Arbeit nicht mehr missen möchten. In der praktischen Psychotherapie und bei psychosomatisch Kranken sind diese Balint-Gruppen eine ganz vorzügliche Hilfe für den Therapeuten.

Wir sprachen bereits davon, daß die Balint-Gruppen auch als Modell für die Gruppenarbeit mit anderer Zielsetzung dienen könnten. Es ist bisher noch wenig erprobt worden, solche Dauergruppen auch für Ärzte einzurichten, die im wesentlichen somatisch Kranke behandeln, sofern man hier überhaupt eine klare Abgrenzung vornehmen kann. Denn es gibt auch bei den „nur somatisch Kranken" genug Probleme, deren Besprechung in eine echte Balint-Gruppe gehörte, ich meine aber die ähnlich strukturierte Gruppenarbeit für die übliche somatische Behandlung und deren Schwierigkeiten. Entschließt man sich aber zur Bildung solcher Gruppen, besteht das Hauptproblem darin, geeignete Gruppenleiter zu finden, die ja ein enzyklopädisches Wissen besitzen müßten, um alle auftauchenden Fragen befriedigend beantworten zu können, um den gleichen Effekt mit der Gruppenarbeit zu erzielen, wie es mit den Balint-Gruppen auf dem psychosomatischen Gebiet möglich ist. Denn hier werden in der Praxis gerade vorkommende Fälle behandelt, die sich nicht einem geschlossenen Thema einordnen lassen, wie etwa das Verfahren bei den Regionalgruppen in Frankreich zu sein pflegt.

Man kann sich für solche Gruppen auch etwas bescheidenere Ziele denken, wie z. B. die Bildung von Gruppen für Praxisanfänger, die gewöhnlich große Schwierigkeiten haben, die Gebote der Wirtschaftlichkeit zu verstehen und ihnen zu entsprechen, und die sich ständig in einem Dilemma zwischen der Furcht vor Versäumnissen bei ihren Patienten und dem Zwang, sich den Wirtschaftlichkeitsgeboten zu beugen, befinden. Es wäre dies ein gutes Mittel, um dem jungen Kollegen durch die Diskussion in der Gruppe über konkrete Fälle die Unsicherheit zu nehmen und ihn vor Unannehmlichkeiten mit den Prüfungsorganen zu bewahren. Auch für die Krankenkassen wäre es ein großer Vorteil, wenn sie es nur mit Kassenärzten zu tun hätten, die eine wissenschaftlich einwandfreie und dennoch wirtschaftliche Behandlungsweise beherrschten. Die Einführungskurse in die kassenärztliche Tätigkeit, die von den Kassenärztlichen Vereinigungen veranstaltet werden, sind zwar Voraussetzung für die Zulassung und in der damit verbundenen Absicht unentbehrlich, aber für die Lösung des angeschnittenen Problems unzureichend. Für die Motivierung zur Fortbildung böte sich hier eine sehr gute Gelegenheit, wenn man die praktischen Fragen, die sich in der ersten Zeit nach der Niederlassung ergeben, mit wissenschaftlichen Themen koppelte, v. a. mit solchen, die einen direkten Bezug zu den Problemen des Praxisanfängers haben. Das sind z. Z. vorwiegend Fragen der Arzneimitteltherapie, für die an sich schon ein großes Interesse besteht. In der zitierten Umfrage der Akademie Niedersachsen [23] wurde nach besonderen Interessengebieten gefragt. 27% der Allgemeinärzte gaben an 1. Stelle kardiologische Themen, 23% Arzneimittelfragen als bevorzugte Themen an; die Internisten nannten in 35% kardiologische und in 32% Arzneimittelprobleme. Das war 1976. Seitdem hat sich das Interesse an der Arzneimitteltherapie durch die wirtschaftlichen Zwänge noch stark erhöht, so daß die offizielle Fortbildung hier die entsprechenden Konsequenzen zu ziehen hat, was auch allenthalben geschieht. Auf diesem Gebiet gilt es nicht, nur zu informieren, sondern effektiv zu lernen.

9.2.5 Klinische Visiten und Demonstrationen

Sie werden von vielen Krankenhäusern angeboten und dienen hauptsächlich dazu, die Beziehungen zwischen den Klinikärzten und den zuweisenden niedergelassenen Kollegen zu unterhalten. Damit soll auch ein Werbeeffekt für das Krankenhaus verbunden werden. Der Gewinn für die Fortbildung kann sehr hoch sein, wenn bei diesen Zusammenkünften die vom niedergelassenen Arzt eingewiesenen Fälle besprochen werden. Das ist aber nicht die Regel, denn solche Diskussionen geraten zu leicht in die Gefahr, mit den Vorschriften zur Schweigepflicht zu kollidieren. So sind die meisten klinischen Abende oder Nachmittage Vortragsveranstaltungen wie andere auch. Die großen Chancen, die in den gemeinsamen Aussprachen zwischen Klinikern und Praktikern liegen, werden bedauerlicherweise nicht ausgenutzt.

In den ersten Jahren nach der Gründung der hessischen Akademie für ärztliche Fortbildung und Weiterbildung hatte man den Plan gefaßt, in ländlichen Gegenden in der Umgebung der Kreiskrankenhäuser Gruppen von niedergelassenen Ärzten zu bilden, die mit den Klinikärzten regelmäßige Zusammenkünfte arrangieren sollten, etwa an einem Mittwochnachmittag im Monat, um gemeinsame Fälle zu besprechen. Diese Gruppen sollten gewissermaßen die Basis einer flächendeckenden Fortbildung werden, und aus den dort geführten Diskussionen sollten die Themen für die zentrale in der Akademie zu organisierende Fortbildung entstehen. Zur Erprobung wurde im Rahmen einer größeren Fortbildungsveranstaltung eine Modelldiskussion, ein Rundtischgespräch zwischen Klinikärzten und niedergelassenen Kollegen, vorgestellt. Der Versuch mißlang, denn der Vorteil einer solchen Methode konnte nicht überzeugend demonstriert werden, so daß dann der ganze Plan wieder einschlief. Er scheint mir dennoch manches Verlockende an sich zu haben, so daß ein weiterer Versuch sich wohl lohnen würde. Es gibt schon hie und da solche Gruppen, aber ihre Verbindung mit einem ganzen Fortbildungssystem, wie es hier angedeutet wurde, ist m.W. noch nirgendwo in der Bundesrepublik Deutschland verwirklicht worden. Es gehören dazu mehrere zielbewußte engagierte Kollegen, die eine sorgfältige Strategie entwickeln müßten, um diesen viel verheißenden Plan zur Ausführung zu bringen.

9.2.6 Ärztliche Stammtische mit regelmäßiger Behandlung medizinischer Themen

Sie sind neben den klinischen Visiten und Demonstrationen die älteste Einrichtung kollektiver ärztlicher Fortbildung. Sie wurden von vornherein nicht nur als gesellige Zusammenkünfte gegründet, sondern verfolgten immer auch den Zweck, kollegiale Gespräche über berufliche und wissenschaftliche Fragen zu führen und damit echte Fortbildung zu betreiben. Oft beginnen die zu fixen Terminen angesetzten Abende mit einem einleitenden Vortrag eines bekannten Klinikers und einer anschließenden Diskussion in gelockerter Form. Es gibt unzählige solcher Stammtische; ihr Funktionieren hängt ganz von der Person des betreffenden Vorsitzenden ab. Diese kollegialen örtlichen Vereinigungen sollten von der offiziellen Fortbildung wohl beachtet werden, man sollte sie fördern und für die systematische Fortbildung zunutze machen. Das ist dadurch möglich, daß man mit dem Vorsitzenden Kontakt aufnimmt und versucht, seine Fortbildungsprogramme, wenn er welche hat, mit den eigenen in etwa abzustimmen. Diese Stammtische fühlen sich sehr autark, und ihre Leiter sind nicht leicht geneigt, sich nach anderen zu richten und sich einem Verbundsystem organisierter Fortbildung anzuschließen. Man kann und sollte es dennoch versuchen, um jede Gelegenheit auszunutzen, dem vorhandenen Chaos im Fortbildungsangebot entgegenzuwirken. Man kann auch durch geschickten Umgang mit diesen Stammtischen die Motivation der Teilnehmer zum Besuch der organisierten Fortbildung heben. Doch auch hierbei erkennt man wieder eine wichtige Voraussetzung für das Gelingen, nämlich den persönlichen Einsatz des Fortbildungsbeauftragten oder seiner Mitarbeiter.

Die Gründer und Leiter solcher Stammtische sind sehr engagierte Kollegen, deren Mitarbeit in der zentralen organisierten Fortbildung man sich auf alle Fälle versichern sollte. Man muß sich nur sehr sorgsam davor hüten, ihre Selbständigkeit anzutasten. Die Existenz der Stammtische, ihre Selbständigkeit, der Kreis der dazugehörigen Kollegen, der Initiator und Leiter, Termin und Ablauf der Zusammenkünfte müssen den Fortbildungsbeauftragten oder den verantwortlichen Leitern der Akademien bekannt sein, und sie müssen die Beziehungen zu diesen Gruppierungen pflegen.

9.2.7 Audiovisuelle Darbietungen mit anschließender Diskussion

Diese Art der Fortbildung gehört in die Kategorie ärztlicher Zusammenkünfte, die schon bei den Stammtischen besprochen wurden. Statt eines Vortrags kann ein wissenschaftlicher Film oder eine Videokassette abgespielt werden, von denen es inzwischen viele didaktisch wertvolle und wissenschaftlich einwandfreie Ausführungen aus allen Gebieten der Medizin gibt. Sie sind nicht nur für die oben beschriebenen Veranstaltungen gedacht, sondern Hilfsmittel sowohl für die individuelle, als auch für alle Formen der kollektiven Fortbildung.

Wenn man sich einmal die Mühe macht, eine ganze Serie von Filmen über ein bestimmtes Thema zu betrachten, kommt man zu der Auffassung, daß der Film ein brauchbares Mittel der individuellen Fortbildung ist, indem er die wesentlichen Merkmale eines klinischen Gebiets illustriert und im gesprochenen Begleittext beschreibt und somit das Haften im Gedächtnis durch die Verbindung von Bild und Wort erleichtert. Er regt an, das Wahrgenommene in einem folgenden Literaturstudium zu wiederholen und zu vervollständigen. Der Film ist ein kompensatorisches, ergänzendes und nicht ein selbständiges, für sich allein ausreichend wirkendes Mittel der Fortbildung. In richtiger Einschätzung dieser Sachlage geben Verlage, die ganze Filmprogramme an Ärzte verleihen, meistens schriftliches Begleitmaterial mit, um das auch von ihnen für notwendig erachtete Literaturstudium zu erleichtern.

In der kollektiven Fortbildung kann der Film als Diskussionsgrundlage dienen, indem nach seinem Ablaufen die wichtigsten Inhalte von einem Referenten oder Moderator wiederholt und offengebliebene Fragen diskutiert werden. Damit kann man einen vorzüglichen didaktischen Effekt erzielen. Die Methode setzt aber auch eine entsprechende Vorbereitung und Programmierung des Ablaufs einer Veranstaltung voraus.

Eine andere Verwendungsmöglichkeit des Films bezieht sich auf seine spezifische Eigenschaft, auf die Darstellung von Bewegungsabläufen. Statt Dias werden kurze Filmszenen, am besten mit der Videotechnik aufgenommen, in klinische Referate zur Demonstration von Untersuchungsverfahren oder dergleichen eingebaut, zumal in der Regel Patientenvorstellungen in Fortbildungsveranstaltungen nicht möglich sind. Die Filmabschnitte müßten von den Referenten in ihren Krankenhausabteilungen ad hoc verfertigt werden und würden sehr zur Belebung eines Vortrags beitragen. Die Einführung neuer Techniken in die ärztliche Fortbildung ist immer mit Schwierigkeiten verbunden, da gerade hier eine grundsätzlich konservative Haltung zu verzeichnen ist, die nur Schritt für Schritt überwunden werden kann.

9.2.8 Podiumsdiskussionen und Round-table-Gespräche

Sie sind meist keine Veranstaltungen eigener Art, sondern Teile. In der Regel bilden sie die Schlußteile eines Kongresses oder eines Seminars, wie sie dort auch schon beschrieben wurden.

Bei der Podiumsdiskussion sprechen Experten miteinander über ein Thema, das gerade im Kongreß oder dem Seminar behandelt worden ist, um noch einmal die Informationen aus den einzelnen Vorträgen klar herauszustellen und die Einheitlichkeit des in Detailvorträgen dargestellten Themas zu demonstrieren. Nachdem dies nach der Meinung des Moderators hinreichend geschehen ist, gibt er die Diskussion mit dem Auditorium frei, so daß dann alles, was in der Einzeldiskussion der Vorträge an Fragen und Unklarheiten noch übriggeblieben ist, nachgeholt werden kann. Diese Abrundung und Vervollständigung eines Kongreßprogramms durch ein Podiumsgespräch ist nicht nur sehr beliebt, sondern auch sehr wirksam. Allerdings darf die dadurch gegebene Möglichkeit, in den vorher geführten Diskussionen stehengebliebene Fragen wiederaufzunehmen, nicht dazu verleiten, die Diskussion der Einzelvorträge durch Hinweis auf diese Möglichkeit abzukürzen. Der Vortragende ist gern bereit, der Verführung zu unterliegen und seine Zeit zu überziehen. Dann setzt sich natürlich die Zeitnot auch auf das Podiumsgespräch fort, und die daran teilnehmenden Kollegen kommen nicht zu ihrem eigentlichen Programm, weil die Veranstaltung ihrem Ende zugeht und die Reihen des Auditoriums sich schon lichten. Der in der Programmierung einer Veranstaltung sorgfältig ausgearbeitete Zeitplan muß strikt eingehalten werden. Es kann passieren, daß ein Seminar nur deshalb schlecht beurteilt wird, weil der Versammlungsleiter nicht hart genug die Einhaltung des Zeitplans durchzusetzen verstand. Das Mißfallen der äußeren Form erstreckt sich dann unwillkürlich auch auf den Inhalt.

Das eigentliche Rundtischgespräch findet nur unter seinen Teilnehmern statt und kennt keine Diskussion mit einem Auditorium. Es dient dazu, ein Programm auszuarbeiten, die Referenten eines Kongresses miteinander bekanntzumachen, z. B. auch, um eine Podiumsdiskussion vorzubereiten und Strategien des Zusammenspiels miteinander zu entwickeln und abzustimmen. Oft werden beide Diskussionstypen miteinander verwechselt, so daß für das, was wir Podiumsdiskussion genannt haben, auch die Bezeichnung Rundtischgespräch verwandt wird. Wenn es sich um ein aktuelles Thema handelt, kann die Zusammensetzung des Podiums aus Fachvertretern unterschiedlicher Auffassung über den Gegenstand zu sehr interessanten und für den Zuhörer nützlichen Erkenntnissen führen, die seine eigene Meinungsbildung wesentlich fördern dürften. Man denke an Fragen der Ernährung für Gesunde und Kranke, an Sport im Alter und für chronisch Kranke, an das Verhalten gegenüber behinderten Kindern, an Fragen der Schwangerschaftskonfliktberatung oder gar der „alternativen Medizin" u. v. a., was heute im Gespräch ist und kontrovers diskutiert zu werden pflegt.

Der Veranstalter hat insofern eine schwierige Aufgabe zu erfüllen, als er bei der Auswahl von Referenten mit unterschiedlicher Meinung über einen Gegenstand von vornherein bestrebt sein muß, eine sachliche Diskussion zu gewährleisten. Bei Themen, die an sich emotionsbeladen und ideologiebesetzt sind, wie z. B. Schwangerschaftskonfliktberatung (s. o.), Katastrophenschutz und dergleichen, muß man, sofern man sich nach reiflicher Überlegung zu dem heiklen Thema entschlossen hat, streng darauf achten, einen sehr versierten, ruhigen, jede unangenehme Situation beherrschenden Moderator zu gewinnen.

Podiumsdiskussionen oder Rundtischgespräche enttäuschen oft dadurch, daß der Moderator kein festes Programm mitbringt und sich damit hilft, daß er jeden Teilnehmer am Tisch um ein Statement zum Thema bittet. Es kommt dann meist nur eine Folge von Kurzvorträgen heraus und nicht die gewünschte dialektische Behandlung eines kontrovers diskussionsfähigen Themas. Der Moderator muß eine Art Drehbuch ausarbeiten, dies mit dem Veranstalter (Organisator) besprechen und es dann den Teilnehmern zur Kenntnis geben, damit sie sich in ihren Vorbereitungen danach richten können. Auch das kostet Zeit und Mühe und wird schon deshalb ungern akzeptiert. Wo es aber geschieht, erhalten die Zuhörer eine interessante und lehrreiche Darbietung.

9.2.9 Gastarzttätigkeit in der Klinik

Sie wäre die ideale Form einer Fortbildung für niedergelassene Ärzte und ist für den Erwerb gewisser Fertigkeiten und Kompetenzen nicht zu entbehren. Leider ist sie mit vielen Hindernissen und Schwierigkeiten verbunden, v.a. rechtlicher Natur, so daß es für die Kollegen nicht leicht ist, eine Stelle zu finden. Einige Akademien haben die Vermittlung von Gastarztstellen mit in ihr Programm aufgenommen und berichten über sehr gute Erfolge (Akademie der Bayrischen Landesärztekammer). Je nach dem Zweck, den man erreichen will, und nach der aktuellen Situation, in der eine Veranstaltung stattfinden soll, sowie nach der besonderen Zusammensetzung der Zielgruppe wird man ein Modell aus den verschiedenen Veranstaltungstypen auswählen. Die spezielle Indikation zur Auswahl ergibt sich aus der Eigenart der unterschiedlichen Modelle.

Daß unsere zur Zeit angebotene Fortbildung von einer so exakten Handhabung der Fortbildungsmittel noch ziemlich weit entfernt ist, wird jeder Leser leicht feststellen können. Der Skeptiker wird sich fragen, ob die Beachtung aller hier beschriebenen Regeln, Hinweise und Empfehlungen wirklich einen so viel größeren Nutzen der Fortbildung für Patient und Arzt erzielt als die bisher geübten Verfahren. Ich kann ihm nur antworten, was ich schon zu Beginn dieser Arbeit erklärt habe: Es ist eine Meinung, die aus einer in langen Jahren erworbenen Erfahrung in der Fortbildungsarbeit hervorgegangen ist. Ein schlüssiger, wissenschaftlichen Anforderungen genügender Beweis mit Maß und Zahl steht noch aus. Jedenfalls steht es fest, daß die übliche Fortbildung der Ärzte in ihrer Methodik gegenüber der Fortbildung in vielen anderen Berufen konservativ geblieben ist. Auch wenn man die Besonderheiten des ärztlichen Berufs berücksichtigt, wie wir es getan haben, kann doch eine gewisse Rückständigkeit nicht übersehen werden. Nicht jeder wird sich diesem Urteil anschließen, aber wir sind in unserer Meinung keineswegs isoliert. Es ist dringend notwendig, daß man versucht, mit wissenschaftlichen Methoden die Effektivität von Fortbildungssystemen zu durchleuchten. Es handelt sich in erster Linie um ein Finanzierungsproblem für derartige Forschungen, aber es muß einmal gelöst werden. Denn effektive Fortbildung muß in der Hand der Ärzte selber bleiben.

10 Empfehlungen für Organisatoren und Referenten

Um einmal den Anfang einer Systematik der Fortbildung und der Einführung von Regeln der Didaktik und Grundsätzen der Pädagogik zu machen in einem Rahmen, der für die individuelle Auswahl und Gestaltung noch genügend Spielraum läßt, hat die „Arbeitsgemeinschaft der Akademien für ärztliche Fortbildung in der Bundesrepublik Deutschland" nach den Erfahrungen ihrer Mitglieder, die auch in dieser Arbeit genutzt worden sind, Empfehlungen ausgearbeitet, um die Organisatoren und die Referenten zu einem neuen Verhalten zu führen, das den bereits erprobten Regeln der Didaktik wenigstens nahekommt. Es ist leicht ersichtlich, daß es erst ein Anfang ist und daß die Schritte auf dem begonnenen Weg langsam erfolgen. Für jede Verhaltensänderung benötigt man Zeit, und man braucht Fleiß, Beharrlichkeit, Unverdrossenheit und viel Geduld, die sich auch von Rückschlägen nicht entmutigen läßt, wenn man auf dem steinigen Weg ärztlicher Fortbildung einen Fortschritt erzielen will; v. a. aber braucht man die Fähigkeit und die Bereitschaft, das, was man zunächst für richtig hält, einer ständigen Kritik zu unterziehen und es mit den jeweiligen Erfahrungen zu vergleichen, es an ihnen zu messen und gegebenenfalls danach zu modifizieren. So sollen auch die folgenden Empfehlungen verstanden werden.

Sie enthalten zu einem nicht geringen Teil auch Wiederholungen dessen, was hier schon ausgeführt worden ist, sollen aber dennoch im Wortlaut wiedergegeben werden, weil sie ein geschlossenes Ganzes darstellen, das man den Rednern, die man für Fortbildungsveranstaltungen vorgesehen hat, in die Hand geben kann. Damit soll der Absicht, die in den vorliegenden Ausführungen zum Ausdruck kommt, konkret entsprochen werden.

10.1 Empfehlungen der Arbeitsgemeinschaft der Akademien für die Ausrichtung und Durchführung von Fortbildungsveranstaltungen

Die Arbeitsgemeinschaft der Akademien für ärztliche Fortbildung in der Bundesrepublik Deutschland hat für die Ausrichtung und Durchführung von Fortbildungsveranstaltungen Empfehlungen herausgegeben, die nach den in der Fortbildung gemachten Erfahrungen erarbeitet worden sind.

Sie bietet diese Empfehlungen den Organisatoren von Fortbildungsveranstaltungen an in der Hoffnung, daß durch deren Anwendung die Effektivität und die Effizienz der ärztlichen Fortbildung weiter verbessert werden.

Die Arbeitsgemeinschaft verpflichtet sich, diese Empfehlungen nach den in der Fortbildung neugewonnenen Erfahrungen laufend zu überprüfen und zu überarbeiten.

10.1.1 Ziel der ärztlichen Fortbildung

Das Ziel der ärztlichen Fortbildung im Sinne dieser Empfehlungen muß sein, das ärztliche Wissen und Können zu vertiefen und es laufend dem wissenschaftlichen Fortschritt anzupassen, um vom Wissensstand her die bestmögliche Patientenversorgung zu gewährleisten.

Dieses Ziel kann erreicht werden, wenn man den Arzt anregt, sich der angebotenen Mittel zu bedienen, um

1. sich zu informieren,
2. neue Entwicklungen und Forschungsergebnisse und ihre wissenschaftlichen Grundlagen kennenzulernen,
3. neue Techniken und Methoden zu lernen, zu üben und kritisch zu beurteilen,
4. sich über eine ständige Verbesserung der ärztlichen Zusammenarbeit zu unterrichten,
5. seine eigene ärztliche Leistung selbstkritisch zu beurteilen.

Die Punkte 1 und 2 können durch Fachliteratur abgedeckt werden, die als Basis der Fortbildung gelten muß und unentbehrlich ist. Das Literaturstudium bedarf jedoch der Ergänzung durch die Diskussion mit Kollegen in Fortbildungsveranstaltungen, denn die Selbstbewertung des Literaturstudiums und des damit erworbenen Wissens im unmittelbaren Erfahrungsaustausch mit anderen ist genauso wichtig wie das Literaturstudium selbst.

10.1.2 Formen von Fortbildungsveranstaltungen

Die Fortbildungsveranstaltungen lassen sich in Informations- und Lernveranstaltungen unterteilen. Die Qualität einer Veranstaltung soll garantiert werden durch die spezifischen Methoden, die zur Gestaltung von verschiedenen Formen von Fortbildungsveranstaltungen angewandt werden.

Bei allen Veranstaltungen sollten Organisatoren und Referenten bedenken, daß die Teilnehmer jahre-, oft jahrzehntelange ärztliche Erfahrung mitbringen.

Informationsveranstaltungen

Sie entsprechen im wesentlichen der bei Kongressen üblichen Folge von Vorträgen und den kleineren Veranstaltungen mit Einzelvorträgen. Sie haben – von wenigen Ausnahmen abgesehen – keinen abschließenden Lerneffekt und benötigen daher der Ergänzung durch ein Literaturstudium sowie eine Wiederholung und praktische Anwendung des Gehörten.

Ein Vorteil besteht in der Fülle von Informationen, aus denen der Teilnehmer das für ihn Passende auswählt, um es weiterzuverarbeiten. Der Vortragende soll durch das Strukturieren seines Vortrags und durch den Hinweis auf definierte Lernziele, auf die er in seinem Vortrag hinarbeitet, einen didaktischen Effekt erzielen. Diesen kann er durch das Wiederholen in der Diskussion erheblich vergrößern; dabei hat er auch Gelegenheit, Mißverständnisse aufzuklären und Verständnislücken zu füllen.

Für Informationsveranstaltungen werden folgende Empfehlungen gegeben:

Vortragslänge. Der Vortrag sollte nicht länger als 30 min dauern. Der Vortragende sollte sich von seinem Manuskript lösen und wenigstens zeitweilig frei sprechen. Die Erfahrung lehrt, daß dadurch die Vorträge interessanter und besser verständlich werden. Falls das Thema in dieser Zeit nicht abgehandelt werden kann, muß im Verlauf des Vortrags Gelegenheit für Fragen und vorläufige Zusammenfassungen gegeben werden.

Diskussion. Die Diskussion darf nicht dem Zufall überlassen bleiben, sondern soll von dem Vortragenden selbst – oder besser noch von einem geschulten Moderator – so geführt werden, daß die Teilnehmer zur aktiven Mitarbeit angeregt werden. Hierfür ist etwa die gleiche Zeit wie für den Vortrag einzuplanen. In der Diskussion werden die Lernziele des Vortrags wiederholt. Beispiele, die auf die Verhältnisse in der ärztlichen Praxis Bezug nehmen, werden vom Vortragenden vorbereitet und dann angewandt, wenn von seiten der Teilnehmer keine genannt werden. Den Teilnehmern sollen die Informationen schriftlich in Form von Tischvorlagen zur Verfügung stehen, andernfalls sind die Wiederholung wichtiger Diaprojektionen sowie der Einsatz anderer technischer Mittel in der Diskussion angebracht.

Gestaltung der Diapositive. Die Dias sollten nicht mehr als 7 Zeilen untereinander geschriebenen Text in ausreichend großen Buchstaben enthalten. Der Text sollte möglichst in deutscher Sprache sein. Die Zahl der dargestellten Kurven und Tabellen muß so gering wie möglich gehalten werden, damit ihre Differenzierung möglich bleibt. Sie sind in einer ausreichenden Buchstabengröße zu beschriften. Fotos und Röntgenbilder müssen von guter Qualität und übersichtlich sein. Besondere Feinheiten können durch Ausschnitte verdeutlicht werden.

Lernveranstaltungen

Seminar. Das Seminar und ähnliche Lernveranstaltungen dienen dazu, neue wissenschaftliche Ergebnisse oder umfassende Kenntnisse über ein besonderes Gebiet zu vermitteln.

Diese müssen von praktischer Bedeutung für die Teilnehmer sein. An einem Tag oder in einer Folge von Tagen wird ein geschlossenes Thema behandelt, das in mehreren Vorträgen mit Diskussionen sowie in Frage und Antwort erarbeitet wird.

Es wird empfohlen:
- die Teilnehmerzahl zu begrenzen;

- Lernziele klar zu definieren und diese sowohl im Vortrag als auch in der Diskussion zu wiederholen;
- von den Teilnehmern eine aktive Mitarbeit zu fordern; sie können schon in der Einladung darauf hingewiesen werden, eigene Fälle zum Thema des Seminars mitzubringen, sie können aber auch durch direkte Fragen während des Seminars dazu angeregt werden;
- der Vortragende selbst hält konkrete Fälle oder Fallsimulationen bereit, um die praktische Anwendung des Vorgetragenen zu erläutern;
- vorbereitete Videoeinlagen zur Darstellung einer bestimmten Situation am Patienten oder von Bewegungsabläufen, z. B. bei Untersuchungen, die den didaktischen Wert des Seminars erhöhen, zu zeigen;
- Tischvorlagen mit den wichtigsten Merksätzen, Tabellen, Kurven, Handlungsempfehlungen, Medikamentenlisten vorzubereiten;
- Fragebogen zur Wiederholung der wichtigsten Punkte des Themas zu verwenden, die am Schluß des Seminars ausgegeben und an Ort und Stelle ausgefüllt und besprochen werden. Diese Gelegenheit zur Selbstprüfung der Teilnehmer und der Rückkoppelung für Vortragende und Organisatoren bedeutet keine Fremdprüfung der Teilnehmer.

Der „Workshop". Das intensivste Lernen ermöglicht die Gruppenarbeit in einer Fortbildungsarbeitsgruppe, auch Workshop genannt. Die Grundlagen des zu bearbeitenden Stoffes sind bekannt, und der Leiter muß über die Zusammensetzung des Auditoriums informiert sein; daher kann das Thema sofort sachlich erörtert werden. Das setzt kleine Gruppen voraus, deren Mitglieder einander kennen.

Praktische Kurse. Zum Lernen und Üben neuer Methoden und Techniken bedarf es der Organisation von Kursen. Zum Erlernen bestimmter Methoden ist das Hospitieren in einer Klinik unerläßlich. Die Teilnehmer müssen sich nach dem Kurs prüfen lassen, damit sie beurteilen können, was sie sich selbst zutrauen dürfen. Die Kurse sollen nach anerkannten Richtlinien durchgeführt werden.

Fallseminare. Eine besonders geeignete Methode, die ärztliche Zusammenarbeit zwischen Klinik und Praxis zu behandeln, ist die praxisorientierte Fortbildung mit Fallseminaren in Krankenhäusern oder in Fortbildungsveranstaltungen als Besprechung eigener Fälle der Teilnehmer mit Experten.
Die Fallseminare gelten ebenso wie klinisch-pathologische Konferenzen oder Röntgenkonferenzen als Ergänzung bisheriger Fortbildungsangebote, um:

- die niedergelassenen Ärzte durch die praxisbezogene Thematik zur aktiven Teilnahme mit eigenen Beiträgen aus ihrer Praxis anzuregen;
- gemeinsame Erfahrungen von niedergelassenen und Krankenhausärzten für die Fortbildung zu nutzen und so ihre Kooperation zu fördern;
- junge in der Klinik tätige Kollegen frühzeitig mit den Problemen der Praxis bekanntzumachen.
Die methodischen Leitlinien bilden die Patientenuntersuchung und differentialdiagnostische Erwägungen,
- die Planung und Durchführung diagnostischer Maßnahmen,
- die Therapie und der Ablauf der Gesamtbetreuung des Patienten sowie der Erfolg der getroffenen Maßnahmen.

10.1.3 Motivierung der Ärzte zur Teilnahme an Fortbildungsveranstaltungen

Die Motivation der Ärzte, Fortbildungsveranstaltungen zu besuchen, wird bestimmt durch die subjektiven Fortbildungsbedürfnisse, Wissenslücken aufzufüllen, neues kennenzulernen, einen kompetenten Redner zu hören und sich mit Kollegen zum Erfahrungsaustausch zu treffen. Sie soll aber auch bestimmt werden durch den objektiv feststellbaren Fortbildungsbedarf, aus medizinischen oder sozialen Gründen eine Methode zu erlernen oder Wissen zu erwerben.

In der ärztlichen Fortbildung müssen Fortbildungsbedürfnisse und Fortbildungsbedarf erkannt und befriedigt und die Motivation für die Fortbildung nach dem objektiv festgestellten Bedarf geweckt werden.

Da es den Herausgebern der Empfehlungen der Arbeitsgemeinschaft der Akademien darauf ankommt, schnell eine Verbreitung und auch Annahme der wichtigsten Teile dieser Empfehlungen zu erreichen, wurde eine Kurzfassung verfertigt, die den Referenten einer Fortbildungsveranstaltung als Handzettel übergeben werden kann (s. Anhang A).

11 Anwendung der „Empfehlungen"

Obwohl schon manche Nachteile und Unzulänglichkeiten der konventionellen Fortbildung im Laufe der letzten Jahre beseitigt wurden, so ist doch noch nirgendwo eine systematische Neugestaltung unserer kollektiven Fortbildung erfolgt. Wie wir gesehen haben, liegt das vor allen Dingen daran, daß keine in neuen Methoden geschulte Referenten zur Verfügung stehen, weil die meisten unter ihnen die Notwendigkeit einer Verhaltensänderung nicht einsehen. Jeder Vortragende ist doch mehr oder weniger Autodidakt. Gewiß gibt es viele mit einer natürlichen didaktischen Begabung, die sich an den Erfahrungen der Vortragspraxis weiterentwickelt hat, aber für den großen Durchschnitt trifft dies nicht zu. Doch auch der Referent mit großen didaktischen Fähigkeiten hat diese Fähigkeiten für sich allein; sie passen sich keinem Team an, weil sie nicht zu einem System gehören. Die Empfehlungen sollen einen Einstieg in eine systematische Referentenschulung bewirken; sie erheben keinerlei Anspruch, eine Lehranweisung darzustellen, sondern wollen nichts weiter sein als ein Anfang, mit dem weitere Erfahrungen gesammelt werden können. Wenn es gelingt, mit Hilfe darauf eingestimmter Referenten die Teilnehmer von Fortbildungsveranstaltungen für eine aktive Mitarbeit zu gewinnen, ist schon viel erreicht.

Die Empfehlungen sollen nicht zuletzt dazu dienen, den Organisatoren Kriterien an die Hand zu geben, die sie in die Lage versetzen, für das jeweilige Fortbildungsziel und die angesprochene Zielgruppe unter gegebenen örtlichen und zeitlichen Bedingungen das passendste Modell für die geplante Veranstaltung auszusuchen und dementsprechend ihre Vorbereitungen zu treffen, zu denen auch die Einstimmung der Vortragenden in die Besonderheiten der Veranstaltung gehört.

Die Referenten sollen rechtzeitig die voraussichtliche Zusammensetzung ihres Auditoriums kennen, zumindest was die Zahl und die Fachgebiete anbelangt. Leider wird es kaum jemals möglich sein, auch das Approbationsalter zu berücksichtigen, so daß die Auswahl der Fakten für die Darstellung der theoretischen Grundlagen eines klinischen Themas fast nie zur Zufriedenheit aller Beteiligten ausfallen kann. Was für den einen „viel zu hoch" und „zu theoretisch" ist, beurteilt der andere als längst bekannt, als überflüssig und sogar als „primitiv". Eine so zwiespältige Beurteilung einer Veranstaltung läßt sich nur dadurch vermeiden, daß der Referent entweder sein Auditorium genau kennt, was sehr selten der Fall sein dürfte, oder daß er so flexibel ist, nach einer kurzen Skizzierung des Vortragsinhalts die Teilnehmer nach ihren Wünschen zu befragen und sich in seinen Ausführungen danach zu richten. Aber auch dieser Fall dürfte nicht häufig anzutreffen sein. Jedenfalls kann man auf diese Erwartung hin kein Programm aufbauen.

12 Schulung von Organisatoren und Fortbildungslehrern

Die Schulung zum Fortbildungslehrer vollzieht sich in einem System der Freiwilligkeit auf der Seite der Referenten wie auf der Seite der fortbildungsbeflissenen Kollegen. Wir gehen von dieser Grundvoraussetzung der Freiwilligkeit nicht allein deshalb aus, weil es für andere, verpflichtendere Reglementierungen keine rechtliche Handhabe gibt, sondern weil wir vielmehr davon überzeugt sind, daß die Freiwilligkeit letzten Endes doch bessere Resultate ergibt, als sie in jedem Zwangssystem möglich wären.

Die Freiwilligkeit hat aber ihren Preis, den v. a. die Veranstalter, die Organisatoren und die Vortragenden oder Fortbildungslehrer, wie wir sie nunmehr nennen wollen, zu bezahlen haben. Sie müssen ein stets attraktives Angebot machen, müssen sich nach den Bedürfnissen der Zielgruppe und dem Bedarf an Fortbildungsinhalten richten, müssen die Fortbildung so gestalten, daß sie für die Teilnehmer den größten Nutzen bringt und ihnen gleichzeitig Freude macht, und sie muß grundsätzlich so sein, daß eine Veranstaltung der kollektiven Fortbildung nicht so abläuft, wie es der Teilnehmer auch in einem Buch oder in einer Zeitschrift lesen könnte. Denn sonst hätte er Zeit und Weg vergeudet. Die Chancen, die eine kollektive Fortbildung in sich birgt, müssen in vollem Umfang ausgeschöpft werden.

Ebenso wie es nötig ist, die Ärzte zur Teilnahme an der Fortbildung zu motivieren, wenn die Veranstalter mit ihren Bemühungen Erfolg haben wollen, so ist auch die Motivierung der Vortragenden zu einer spezifischen Schulung, zur Schulung zum Fortbildungslehrer, in gleicher Weise eine Voraussetzung befriedigender Ergebnisse.

Mit einem Team von Referenten, das sich für die Abhaltung von Notdienstseminaren zusammengefunden hatte und auch mehrere Jahre hindurch zusammenblieb, wurde folgendes Experiment gemacht:

Die Referenten wurden bei ihrem Vortrag mit einer Videokamera aufgenommen, die Teilnehmer im Auditorium bekamen zusammen mit Testbogen, die sie am Ende eines jeden Halbtags ausfüllten, auch Fragebogen zur Beurteilung der Redner und zur Bewertung ihres Vortrags. Auch der Didaktiker und seine Mitarbeiter sowie die Gruppe der Veranstalter füllten einen etwas differenzierteren Bogen zum gleichen Zweck aus. Erstaunlicherweise waren die Bewertungen bei einem Rücklauf von rund 200 Bogen recht gleichsinnig und deckten sich mit der Bewertung von seiten der Didaktiker und Veranstalter. Auch von einer anders zusammengesetzten Teilnehmerschaft in Seminaren gleichen Inhalts, die später stattfanden, wurden dieselben Redner fast genauso beurteilt.

Die Fortbildungslehrer bekamen, wenn sie es wünschten, sowohl ihren Auftritt vorgespielt als auch Kenntnis von der Bewertung, die sie von ihrem Auditorium erfuhren. Natürlich geschah das in einem Privatissimum mit den Medizindidaktikern und nicht etwa vor anderen Referenten. Die Besprechung der Ergebnisse fand in einer ganz persönlichen Unterhaltung statt, die nichts Belehrendes oder gar Verletzendes an sich hatte. Die meisten Vortragenden hatten Interesse an diesem Versuch gezeigt, und der Erfolg war, daß bis auf ganz wenige Ausnahmen die vorgewiesenen Fehler eingesehen wurden und daß viele den Wunsch äußerten, einmal eine systematische Schulung zu erhalten.

Daß man mit solchen Experimenten sehr vorsichtig sein und dabei behutsam vorgehen muß, versteht sich von selbst. Man muß sich des Einverständnisses jedes einzelnen Betroffenen vorher versichern und auch garantieren, daß nur er selber seine Bewertung erfährt. Auch die Teilnehmer, die einen Bewertungsbogen abgegeben haben, erfahren das Gesamtresultat nicht. Sie kennen nur die Bewertung, die sie selbst vorgenommen haben oder die sie im Gespräch mit ihren Kollegen erfuhren. Die Videobänder werden nach der Benutzung wieder gelöscht. Man kann solche Experimente nur machen, wenn sich die Beteiligten gut kennen, schon eine geraume Zeit zusammengearbeitet haben und wenn eine angenehme Atmosphäre des Vertrauens vorhanden ist und der Wunsch besteht, ein Resultat kennenzulernen. Empfindlichkeiten sind bei schlechten Bewertungsergebnissen dennoch zu befürchten, was den Versuchsleiter erst recht dazu bestimmen muß, keine rechtlichen Risiken einzugehen.

Haben wir einmal eine ausreichende Zahl von Fortbildungslehrern gewonnen, die für eine weitergehende Schulung motiviert sind, erhebt sich die 2. Frage, wer die Schulung oder besser die Einweisung in neue didaktische Verfahren und in ein für die Fortbildung zweckmäßigeres Verhalten vornehmen soll. Man könnte daran denken, langjährig erfahrene und als erfolgreich geltende Referenten hierfür zu gewinnen, wahrscheinlich wird man aber damit nicht viel weiterkommen. Selbst wenn der eine oder andere der erfolgreichen Vortragenden es gern übernähme, jüngere Referenten in ihrem Sinne zu unterweisen, so wären das nur individuelle Eigenarten, die man nicht zu einer systematischen Schulung ausbauen könnte. Das Gebiet der Medizindidaktik und -pädagogik ist ein eigenes Fach geworden, das der Autodidakt schwerlich beherrschen kann. Es empfiehlt sich also dringend, sich der Hilfe eines Medizindidaktikers zu versichern, deren es leider noch nicht viele gibt, aber sie müssen ja zunächst nur das Wesentlichste vermitteln und die Referenten zu einer solchen Unterweisung motivieren.

Die professionellen Didaktiker haben unter den gleichen Mißverständnissen zu leiden wie die Organisatoren von Fortbildungsveranstaltungen.

Die Fortbildungsreferenten, um die es in beiden Fällen geht, sehen nicht ein, daß sie sich einen anderen Stil des Vortrags und des Verhaltens in Fortbildungsseminaren aneignen sollen, da ja doch ihre bisherigen Gewohnheiten und Darbietungen so großen Anklang bei den Kollegen gefunden haben und ihr so interpretierter Erfolg nur eben dieser persönlichen Eigenart zu verdanken sei. Als Maßstab des Erfolgs setzen sie aber doch nur die Größe der Teilnehmerzahl, die kein Effektivitätsmerkmal ist. Das Experiment, das wir oben beschrieben haben, ist als Versuch zwar zu empfehlen, aber z. Z. wohl noch nicht überall durchführbar. Es bleibt dann nichts anderes übrig, um genügend schulungsbereite Referenten zu bekommen, als jeden einzelnen von der Notwendigkeit einer Änderung unserer Fortbildungsmethoden zu überzeugen. Man wird versuchen, zunächst eine kleine Zahl von Referenten für das Unternehmen zu gewinnen, wird mit diesem Pioniertrupp ein Einführungsseminar veranstalten, zu dem noch andere, noch unschlüssige, aber geeignet erscheinende Teilnehmer eingeladen werden. Man darf dann immerhin erwarten, daß der ursprünglich kleine Kern langsam weiterwächst.

Hat man sich einmal zu diesem Weg entschlossen, darf man sich von anfänglichen Mißerfolgen, die gar nicht ausbleiben können, nicht abhalten lassen, ihn beharrlich weiterzugehen. Es ist in der Tat ein mühsames Unterfangen. Kritik wird nicht ausbleiben, auch boshafte und unsachliche Kritik. Aber man muß sich von vornherein vor Augen halten, daß man ja die Gewohnheiten anderer Menschen ändern will. Jeder weiß, wie lange so etwas zu dauern pflegt. Das Ziel aber ist es, auch in der ärztlichen Fortbildung endlich das zu erreichen, was in anderen Berufen schon längst eingeführt ist, nämlich in der beruflichen Fortbildung nach neuen, wissenschaftlich fundierten Methoden zu verfahren. Alle diese Dinge sind seit mindestens 10 Jahren bekannt und werden in Kreisen ärztlicher Fortbildungsbeauftragter mit Didaktikern, Pädagogen, Journalisten, Soziologen und Politikern diskutiert. Ich erinnere nur an die sog. Titisee-Konferenzen der 70er Jahre. Praktisch ist aber seither nur wenig geschehen; wahrscheinlich deshalb, weil es ja auch so ganz gut läuft und nur immer die subjektive Befriedigung der Teilnehmer, nie aber die objektive Effektivität einer Veranstaltung geprüft wird. Es besteht somit keine Motivation dazu, die Mühen einer Verhaltensänderung auf sich zu nehmen. Vielleicht könnten die Empfehlungen und ihre Aushändigung an die Referenten einen nützlichen Einfluß ausüben.

In einem ähnlichen Zusammenhang hebt Renschler [27] hervor, daß in anderen Berufen wirksame Methoden der Fortbildung schon lange geübt werden. Er erinnert an größere Wirtschaftsbetriebe, die Aus- und Fortbildung ihrer Betriebsangehörigen in eigene Regie genommen haben. Bei ihnen könne man sich über neue und wirksame Methoden informieren. Das gelte auch für die Aus- und Fortbildung der Pharmaberater, die von der Industrie selber oder in ihrem Auftrag von entsprechenden Instituten durchgeführt werden.

Allerdings, meine ich, muß man hierbei wieder auf den Unterschied solcher Aus- und Fortbildungsstätten zu der ärztlichen Fortbildung aufmerksam machen, wo es gewiß auch auf ein zielgerichtetes Lernergebnis ankommt, wie wir gesehen und auch gefordert haben, aber doch außerdem noch, und nicht mit geringerer Intention, auf ein übergeordnetes Wissen und kritisches Verhalten. Ganz gewiß kann man eine solche Absicht den erwähnten Einrichtungen der Wirtschaft nicht absprechen, die Zielsetzung ist dennoch mit anderen Akzenten versehen. Unseren Einrichtungen analog wären die Fortbildungsinstitutionen (auch Akademien) für den höheren Verwaltungsdienst zu beurteilen, die aber auch schon lange sehr moderne Unterrichtsmethoden anwenden, zu denen sich die Ärzteschaft noch nicht so recht entschließen konnte.

13 Programmgestaltung der kollektiven Fortbildung

Sie richtet sich nach den Fortbildungsbedürfnissen und dem Fortbildungsbedarf. Auf die unterschiedliche Bedeutung der beiden Begriffe wurde bereits mehrfach aufmerksam gemacht. Wir waren uns - zumindest für die Lektüre dieser Abhandlung - darüber klar geworden, daß diese Unterscheidung hier getroffen wird. Um zweckdienliche Fortbildungsprogramme aufzustellen, muß man sowohl den objektiven Bedarf als auch die subjektiven Bedürfnisse der vorgesehenen Zielgruppe kennen. Die Aufdeckung von beidem erfordert spezifische Methoden. Einiges davon wurde bereits in Kap. 5 besprochen; es soll hier noch einmal zusammengefaßt und ergänzt werden.

Die Feststellung des Fortbildungsbedarfs ist die Zusammenfassung aller Informationen und auch Belehrungen, die sich für alle Ärzte, für eine Arztgruppe oder auch für einzelne Ärzte als notwendig erwiesen haben. Für alle Ärzte gelten z. B. gesetzliche Bestimmungen, wie die über Kostendämpfung in der gesetzlichen Krankenversicherung, über das Verfahren bei der Verschreibung von Betäubungsmitteln, über Rehabilitationsmaßnahmen und über Anträge zur Kurverschickung und v. a.

Solche Regelungen, Vorschriften und Gesetze werden den Ärzten sowohl durch Rundschreiben der Kassenärztlichen Vereinigungen, die aber nur die Kassenärzte bekommen, und durch Veröffentlichung in den amtlichen Mitteilungsblättern, die jeden Arzt erreichen, bekanntgemacht. Ihre Kenntnis wird in den Fortbildungsveranstaltungen vorausgesetzt. Es empfiehlt sich dennoch, besonders wenn solche Vorschriften erst unlängst erlassen wurden, bei passender Gelegenheit in der Fortbildung darauf hinzuweisen, was z. B. bei Negativlisten und ihren eventuellen Ergänzungen der Fall sein könnte. Handelt es sich um ein aktuelles berufspolitisches Problem, wird der Organisator einer Veranstaltung die Referenten auf die besonderen Umstände aufmerksam machen müssen, weil diese als Nichtkassenärzte, was meist der Fall ist, nicht daran denken. Ähnlich wäre auch beim Auftreten bisher unbekannter Krankheiten oder bei vermehrtem Vorkommen bisher nur selten zu beobachtender Krankheiten zu verfahren, wie in der letzten Zeit mit der infektiösen Immunmangelkrankheit AIDS oder dem Wiederauftreten der Lues, da viele jüngere Ärzte noch nie einen Luesfall im Stadium I, II oder III oder gar eine Metalues gesehen haben und infolgedessen bei verdächtigen Symptomen u. U. nicht rechtzeitig daran denken. Das kann auch für die Tuberkulose gelten. Aus all diesen und weiteren Gründen kann ein Informations- und Belehrungsbedarf entstehen, der von den für die Fortbildung Verantwortlichen rechtzeitig wahrgenommen werden muß.

Ein individueller Bedarf kann manifest werden durch Beobachtungen der Prüfungsgremien der Kassenärztlichen Vereinigungen und auch durch Feststellungen in den Schlichtungsstellen der Ärztekammern. Das große und für die Fortbildung so nützliche Material, das dort vorhanden ist, ist überhaupt noch nie systematisch verwertet worden. Es müßte ein Verfahren gefunden werden, diese lohnende Fundgrube für Fortbildungsthemen ohne Kollision mit dem Datenschutz und der ärztlichen Schweigepflicht sich nutzbar machen zu können. Natürlich ist damit die Aufdeckung eines individuellen, also nicht anonymen Bedarfs unmöglich, was aber kein Hindernis wäre, individuelles Fehlverhalten anonym in der Fortbildung zur Sprache zu bringen.

Zur Aufdeckung der Fortbildungsbedürfnisse gibt es mehrere Methoden:

1. Allgemeine oder auf bestimmte Arztgruppen beschränkte Umfragen im Gebiet einer Ärztekammer. Wenn sie für die laufende Programmierung von Fortbildungsveranstaltungen einen Sinn haben sollen, müßten sie mindestens einmal pro Jahr stattfinden. Das wäre außerordentlich kostspielig.
2. Fragen nach Fortbildungswünschen am Schluß einer Veranstaltung. Das geschieht zwar häufig, es werden aber doch nur die Kollegen gefragt, die zur Fortbildung gekommen sind. Man sollte es dennoch jedesmal tun, durch Summierung erhält man dann doch ein einigermaßen zuverlässiges Bild.
3. Durch schriftlich vorgebrachte Wünsche von einzelnen Ärzten, Kreisvereinen, Stammtischen oder anderen Zusammenschlüssen. Man muß zu solchen Äußerungen motivieren, indem man zu den Vereinen und Gruppierungen ein gutes Verhältnis unterhält.
4. Durch Vermittlung von Repräsentanten der verschiedenen Gruppen,

wie sie in einigen Akademien in den Sektionsvorständen existieren. Man nimmt an, daß die Mitglieder der Sektionsvorstände ein besonders gutes Verhältnis zu den Kollegen ihrer Fachgruppe haben und infolgedessen deren Bedürfnisse richtig einschätzen.

Das letztgenannte Verfahren wird wohl regelmäßig da angewandt, wo es solche Sektionen als Institution in der Fortbildung gibt. In Hessen geben die Sektionsvorstände für den jährlich erscheinenden Fortbildungskalender die Schwerpunktthemen für das nächste Jahr bekannt, die sich mit den Bedürfnissen des Durchschnitts ihrer Fachgruppenmitglieder decken sollen. Aber auch das sind nur ziemlich summarische Schätzungen.

Man erkennt aus den gegebenen Beispielen unschwer, daß zur Aufdekkung von Bedarf und Bedürfnissen eine Institution vorhanden sein muß, die sich dieser Aufgabe ganz speziell widmet. Das trifft bei den Fortbildungsakademien zu, über die wir in einem besonderen Kapitel noch berichten werden.

Es sei aber doch noch darauf hingewiesen, daß die Veranstalter von ärztlicher Fortbildung auch die berufspolitische Landschaft ständig überblicken müssen, um von dieser Richtung her einen eventuellen Bedarf an Fortbildung aufzudecken. Die Organisation einer systematischen permanenten Fortbildung ist ein recht kompliziertes Unternehmen, das man nicht so nebenbei führen kann.

14 Hilfen für die Organisation und Durchführung der ärztlichen Fortbildung

Hier werden wir uns etwas länger aufhalten müssen. Die richtige, zweckmäßige Verwendung aller Hilfsmittel kann die Qualität und Effektivität der Fortbildung erheblich steigern. Aber bei diesen Überlegungen werden wir gleich wieder erfahren, wie hart sich die Sachen im Raum stoßen, während doch die Gedanken so leicht beieinander wohnen.

Alle Forderungen, die wir bisher für das Funktionieren einer guten Fortbildung erhoben haben - oder doch die meisten davon -, und die Mehrzahl der Empfehlungen, die gemacht wurden, setzen das Vorhandensein einer ständigen Arbeitsgruppe, eines Teams, einer zum Zwecke der Fortbildungsorganisation eigens geschaffenen Institution voraus, wie wir sie bei den Akademien für ärztliche Fortbildung bereits verwirklicht sehen. Ein einzelner Fortbildungsbeauftragter kann diese Arbeit nicht allein leisten, auch nicht mit jeweils erbetenen Hilfskräften. Ein solches Team hat sich ausschließlich und ständig mit der Programmierung, Vorbereitung und Durchführung von Fortbildungsveranstaltungen zu beschäftigen. Jeder Mitarbeiter muß sich Spezialkenntnisse erwerben und ein Experte auf einem Teilgebiet dieser Aufgaben werden. Man benötigt also einen wissenschaftlichen und organisatorischen Verwaltungsapparat, sei er zahlenmäßig auch noch so bescheiden. Mit der linken Hand eines ehrenamtlich tätigen Kollegen läßt sich eine derartige Einrichtung nicht unterhalten. Man braucht zwingend hauptamtliche Mitarbeiter, um für eine große Zahl von Ärzten eine systematische, permanente und effektive Fortbildung zu organisieren und sie mit den spezifisch qualifizierten Fortbildungslehrern, wie wir sie gewinnen möchten, und mit den Methoden und Hilfsmitteln, die wir beschrieben haben, durchzuführen. Daß hiermit v. a. finanzielle Probleme zusammenhängen, ist selbstverständlich.

Sie beginnen schon bei den Referenten, die nun Fortbildungslehrer werden sollen. Für ein Fortbildungssystem, das unseren Vorstellungen entspricht, sind gewiß die Zeiten vorüber, in denen es für Universitätslehrer und Klinikchefs ein „nobile officium" war und zum größten Teil auch heute noch ist, sich für wissenschaftliche Vorträge den Kollegen mehr oder weniger häufig, aber doch konstant zur Verfügung zu stellen. Heute müssen wir von den Fortbildungslehrern verlangen, daß sie sich in ein vorgegebenes Programm und in eine bestimmte Form des Ablaufs einer Veranstaltung eingliedern, sich darauf vorbereiten und auch schriftliche Beiträge liefern, was alles nicht als ein Geschenk angenommen werden kann, sondern selbstverständlich honoriert werden muß.

Dann kommen die Kosten für die ständigen hauptamtlichen Mitarbeiter, die Einrichtungsgegenstände, evtl. die Bereitstellung der notwendigen Räume und deren Erhaltung. Eine auf hohes Niveau gebrachte permanente Fortbildung kostet Geld, und die Ärzteschaft wird nicht umhinkönnen, die Mittel dafür bereitzustellen, um in der Fortbildung völlig frei nach eigenem Ermessen und eigenen Bedürfnissen schalten und walten zu können. Wie das im einzelnen geschehen sollte, ist nicht mehr Gegenstand dieser Abhandlung. Wir haben aber errechnet, daß die Belastung der Kollegen auf jeden Fall erträglich bleibt.

Es wurde bereits hervorgehoben, daß individuelle und kollektive Fortbildung eng miteinander verbunden sind und daß wir diese Einheit bei der Organisation von Veranstaltungen nutzen sollten. Das Studium der Literatur ist und bleibt die Basis des lebenslangen Lernens, auch wenn fortschrittsbegeisterte Autoren die Meinung äußern, in Zukunft werde es keine Bücher mehr geben, sie würden durch das Terminal einer großen zentralen Computeranlage ersetzt. Anstatt nach einem geeigneten Buch zu suchen und in Bibliotheken herumzustöbern, was zeitraubend und lästig sei, erfolge dann nur noch ein Knopfdruck auf dem Gerät, um den Zugriff für jede gewünschte Information zu erhalten. Man übersieht dabei, daß Lesen nicht nur ein Suchen nach einigen Informationen bedeutet, sondern eine geistige Tätigkeit und ein geistiger Genuß eigener Art ist, auf den wohl kein Mensch unseres Kulturkreises verzichten möchte. Es ist so, als ob man die Mahlzeiten mit ihren Gaumenfreuden und geselligen Gegebenheiten abschaffen und die nötige Energiezufuhr durch ein paar Löffel eines geschmacksneutralen Nahrungskonzentrats rationeller gestalten wollte. Auch das gibt es, und es ist auch unter besonderen Bedingungen nützlich, von dieser Möglichkeit Gebrauch zu machen. Sonst könnte keine Raumfahrt stattfinden. Auch die zentrale Datenbank wird einmal kommen und unsere Möglichkeiten in ungeahnter Weise erweitern. Aber das Buch wird bleiben und die Bibliotheken werden nicht obsolet werden, auch nicht die, von denen wir in unseren Fortbildungseinrichtungen profitieren wollen. Wir wollen gern bei unseren gewohnten und liebgewonnenen Büchern und Zeitschriften bleiben. Das heißt aber wiederum nicht, daß man die phantastischen Vorteile der modernen Kommunikationstechnik nicht nutzen sollte. Sich rasche Informationen auf die beschriebene Art zu verschaffen, wo es auf Zeit und Genauigkeit ankommt und wo beim mühevollen Suchen in Büchern und Journalen der Genuß des behaglichen Lesens und Lernens sich doch nicht einstellen würde, ist gewiß nicht zu verachten und sollte, wo immer es bereits möglich ist, auch in der Fortbildung gefördert werden. Wir stehen auf dem Standpunkt, daß man das eine tun und das andere nicht lassen soll.

Ein zusätzliches Hilfsmittel für eine planmäßige systematische Fortbildung wäre die Verfügung über eine Anzahl von Räumen verschiedener Größe, in denen Parallelveranstaltungen, Sitzungen von kleineren Gruppen, Demonstrationen, Ausstellungen, Referentenbesprechungen u.a. stattfinden können.

Die Akademien

Die Notwendigkeit, für alles dies besondere Einrichtungen zu schaffen, haben die ärztlichen Körperschaften, v.a. die Kammern, schon längst erkannt. Deshalb wurden seit Beginn der 70er Jahre in rascher Folge Akademien für ärztliche Fortbildung gegründet. Diese Gründungen geschahen entweder als Eigeneinrichtungen der Kammern oder als gemeinsame Anstalt von Kammer und KV oder aber als selbständige Stiftung, deren Trägerschaft auch KV und Kammer sind. Die Zeit für solche Gründungen war reif geworden, und auch der Druck von außen hat mit dazu beigetragen. Die Welle allgemeiner Kritik an den meisten Formen unseres gesellschaftlichen Lebens kam natürlich auch auf die Ärzteschaft zu und verschonte nicht deren Fortbildung. Der Fortbildungseifer der Ärzte war keinesfalls geringer geworden als in früheren Zeiten, aber es erhob sich die Frage, ob trotz des so reichlichen Fortbildungsangebots an Büchern, Zeitschriften, Filmen und Veranstaltungen der kollektiven Fortbildung auch jeder Arzt in gehöriger Weise davon Gebrauch mache, so daß sich die Bevölkerung darauf verlassen könne, von einem auf dem neuesten Stand wissenschaftlicher Erkenntnis befindlichen Arzt betreut zu werden. Solche Äußerungen und Zweifel kamen auch aus politischen Kreisen und von Gewerkschaften, also von gesellschaftlich relevanten Gruppen, deren Meinungen Gewicht haben und in den Massenmedien verbreitet werden. Wir haben im Kapitel über die Kritik an der ärztlichen Fortbildung eingehend darüber berichtet.

Der wissenschaftliche Fortschritt hatte in der Tat ein früher unvorstellbares Tempo angenommen, und Experten wetteiferten damit, die sog. Halbwertszeit des Wissensstandes zu berechnen, die immer kürzer werde, woraus allein schon die Notwendigkeit einer verstärkten permanenten Fortbildung ersichtlich werde. In weiten Kreisen der Bevölkerung hatte sich stillschweigend die Ansicht gefestigt, man könne heute alle Risiken des Lebens, fast alle Krankheiten und Gebrechen beseitigen, wenn man nur den richtigen Arzt fände.

Obwohl das Pendel inzwischen wieder nach dem entgegengesetzten Extrem einer induzierten Skepsis an der Wissenschaft auszuschlagen begonnen hat, ist für unsere Zeit der Akademiegründungen der alte Zustand der Wissenschaftsgläubigkeit noch vorherrschend. Man bewunderte die großen Möglichkeiten der wissenschaftlichen Medizin, und man wußte auch, daß die Ärzte sie für ihre Patienten nutzten. Aber es war dennoch üblich geworden, dem Ärztestand als solchem konservatives Verharren in alten überlebten Formen nachzusagen. Er sei zwar modern in seinen Mitteln der Krankenversorgung, altmodisch aber in seinen Organisationsformen und auch in der Handhabung seiner Fortbildung.

Die Wirklichkeit war jedoch ganz anders, denn die ärztliche Berufspolitik war immer bestrebt, die Anforderungen der Zeit schon früh zu erkennen und entsprechende Maßnahmen zu ergreifen.

Die Ärztekammern waren die einzigen Institutionen, die den gesetzlichen Auftrag hatten, die ärztliche Fortbildung zu fördern, bis nach dem KWG (Krankenversicherungs-Weiterentwicklungs-Gesetz) von 1976 dann auch die KVen die Verpflichtung auferlegt bekamen, für die Fortbildung der Kassenärzte Sorge zu tragen.

Alle die vielen anderen Verbände, Vereine, Gesellschaften, Kliniken, Industrien und die privaten Stellen, die Fortbildungsveranstaltungen ausrichten, tun es aus freien Stücken, d. h. in ihrem eigenen Interesse. Die Kammern sahen sehr bald ein, daß die bisherige völlig liberale Art der Fortbildung nicht nur vor der Öffentlichkeit, sondern auch aus den sachlichen Gründen der Weitervermittlung notwendigen neuen Wissens an alle Ärzte nicht bestehen bleiben könne, daß eine langfristig geplante Systematik der Fortbildung Platz greifen müsse. Auch die naheliegende Frage der Einführung einer Pflichtfortbildung wurde erneut lebhaft diskutiert. In der Delegiertenversammlung der Landesärztekammer Hessen wurde schon 1963 ein Ausschuß eingesetzt, der sich mit den rechtlichen und organisatorischen Möglichkeiten einer Pflichtfortbildung befassen sollte.

In dem 1964 erfolgten Bericht dieses Ausschusses wurde erklärt, daß es z. Z. keine rechtliche Handhabe zur Einführung einer Pflichtfortbildung gäbe, daß man aber die allgemeine Fassung der Pflicht zur Fortbildung in der Berufsordnung konkreter ausdrücken solle und daß man im übrigen zu der Überzeugung gelangt sei, daß die Beibehaltung der Freiwilligkeit der Fortbildung bei strengerer Auslegung der grundsätzlichen Fortbildungsverpflichtung vorzuziehen sei, weil man sich davon eine größere Effektivität verspreche. Allerdings sei es nötig, Einrichtungen zu schaffen, die eine systematische Fortbildung für alle Arztgruppen permanent organisieren könnten. Es dauerte noch volle 6 Jahre, bis 1970 diese Einrichtung als eine Akademie für ärztliche Fortbildung gegründet wurde und im April 1971 ihre Arbeit, sehr bald in eigenen Räumen eines Fortbildungszentrums in Bad Nauheim, aufnahm.

Ein besonderes Kennzeichen dieser hessischen Akademie [16] ist es, daß sie zwar für alle Kammerangehörigen, also für alle hessischen Ärzte zur Verfügung steht, daß sie darüber hinaus aber noch eine eigene persönliche Mitgliedschaft satzungsgemäß ermöglicht. Die Mitglieder verpflichten sich zu einem bestimmten Umfang der Fortbildung und dürfen die Mitgliedschaft in der Akademie auf ihrem Praxisschild in Form einer Plakette anzeigen. Man hoffte, mit dieser Maßnahme eine große Breitenwirkung erzielen zu können, so daß der weit überwiegende Teil der Ärzte des Landes der Akademie als Mitglieder angehören würde. Der überwiegende Teil der niedergelassenen Ärzte ist tatsächlich im Laufe der Jahre seit Gründung der Akademie Mitglied geworden, aber die Wirkung auf die anderen Kammern blieb aus, die selbst diese milde Form eines Drucks auf die Freiwilligkeit ablehnten. Heute, wo die Diskussionen über die Einführung strenger verpflichtender Maßnahmen erneut aufflammen, ist man mancherorts diesem Modell gegenüber wesentlich aufgeschlossener geworden.

Es kam aber nun in rascher Folge zur Gründung weiterer Akademien in mehreren Bundesländern, so daß es z. Z. 9 Akademien für ärztliche Fortbildung in der Bundesrepublik Deutschland gibt, zu denen die älteste Akademie, die der Ärztekammer Berlin, noch zu zählen wäre.

Diese Akademien haben keine einheitliche Trägerschaft, sie sind nicht alle als Einrichtungen der Kammern entstanden, wie aus der folgenden Synopse zu sehen ist. Alle haben aber das gleiche Ziel, eine permanente systematische Fortbildung für die Ärzte ihres Kammerbereichs sicherzustellen. Um eine Harmonisierung der Arbeit der Akademien zu ermöglichen und um zu verhindern, daß sie sich auseinanderentwickeln, haben sich die Akademien zusammen mit den Fortbildungsbeauftragten der Kammern, die keine eigenen Akademien haben, zu einer Arbeitsgemeinschaft zusammengeschlossen, in deren Sitzungen grundsätzliche Fragen der Fortbildung, methodische Probleme, Fragen der Motivation aller Ärzte zur Fortbildung und das schwierige Thema der Qualitätssicherung ärztlicher Berufsausübung verhandelt werden. Aus dieser Arbeitsgemeinschaft stammen die „Empfehlungen für die Ausrichtung und Durchführung von Fortbildungsveranstaltungen" (s. Anhang A).

Die Arbeitsgemeinschaft steht in ständiger Verbindung mit dem Senat für ärztliche Fortbildung der Bundesärztekammer und, nach deren Etablierung, mit der ständigen Konferenz für ärztliche Fortbildung, die ebenfalls ein Ausschuß der Bundesärztekammer (BÄK) ist.

Die Institutionalisierung der Fortbildung in eigenen Einrichtungen der Ärzteschaft, wie sie die Akademien darstellen, ist aus den Gründen notwendig geworden, die wir bereits eingehend erörtert haben. Anders könnten die Aufgaben, die der Fortbildung obliegen, schwerlich erfüllt sowie den Erfordernissen, die sich aus der Erfahrung mit der bisherigen Handhabung der Fortbildung ergeben haben, kaum entsprochen werden.

Die bisherige Arbeit dieser Institutionen hat auch erwiesen, daß ihre Arbeit außer in der laufenden Ausrichtung der Fortbildungsveranstaltungen auch in der wissenschaftlichen Erforschung der Effektivität und Effizienz der Fortbildung, in der Erprobung neuer Methoden und schließlich in Bemühungen um die Entwicklung von Verfahren für die Qualitätssicherung in der ärztlichen Berufsausübung liegen muß. Es ist aber auch klargeworden, daß eine einzelne Akademie diese Aufgaben nicht lösen kann, weil sie die Mittel, die eine Akademie zur Verfügung hat, bei weitem übersteigen. Es wäre auch wenig rationell, wenn sich jede Akademie in der Bundesrepublik Deutschland mit den gleichen Fragestellungen beschäftigte. Die ganz lose gegliederte Arbeitsgemeinschaft ist auch nicht in der Lage, Arbeiten an die einzelnen Mitglieder zu verteilen, schon weil die finanziellen Bedingungen nicht vorhanden sind.

In dieser Situation beginnt man natürlich nach Möglichkeiten Ausschau zu halten, die es doch noch gestatten würden, das vorgesehene Ziel anzusteuern. Man könnte es sich als zweckmäßig vorstellen, aus der Arbeitsgemeinschaft so etwas wie eine Deutsche Akademie für ärztliche Fortbildung zu machen, deren Vorstand der Deutsche Senat für ärztliche Fortbildung der Bundesärztekammer wäre. Damit wäre eine Verbindung zur Bundesärztekammer hergestellt und gewährleistet, daß diese neue Institution von Ärzten geleitet würde, die der Deutsche Ärztetag wählt, und nicht von einem hauptamtlichen Vorsitzenden. Im anderen Falle wäre eine Bürokratisierung der Fortbildung nicht zu vermeiden.

Diese Akademie muß eine Eigenständigkeit und Selbständigkeit besitzen und darf nicht von denen abhängig sein, die über die jeweils zu betreibende Berufspolitik bestimmen. Auch benötigte sie einen eigenen Etat, um die beschriebenen wissenschaftlichen Aufgaben bearbeiten zu können. Damit wäre die Grundlage dafür geschaffen, daß die Bundesrepublik auf dem Gebiet der Erforschung und der wissenschaftlichen Begleitung der ärztlichen Fortbildung den Vorsprung aufholen könnte, den andere Staaten, v. a. die USA, schon lange innehalten.

Die Synopse der Akademien (s. Anhang B) soll einen Überblick über die verschiedenen Akademien, ihre Trägerschaft, ihre Struktur und ihre gegenwärtigen Aufgaben geben. Man sieht daraus, wie sich die verfaßte Ärzteschaft um die Organisation ihrer Fortbildung bemüht und welche Fortschritte bereits erzielt wurden, die uns ermutigen, auf dem begonnenen Weg weiterzugehen.

Kehren wir nun noch einmal an den Anfang dieses Kapitels zurück.

Außer dem personellen Aufwand sind auch Lern- und Lehrmittel in einem nicht zu knappen Umfang unentbehrlich. Daß mehrere Projektionsapparate für Diapositive, Vorführgeräte für Filme wenigstens in den beiden Größen 16 mm und super 8 mm sowie Overheadprojektoren vorhanden sein müssen, ist selbstverständlich.

Ebenso notwendig sind Mikrophone und Lautsprecher, auch eine Anlage für tragbare Mikrophone. Sehr nützlich sind Videogeräte und mehrere Monitore, möglichst auch eine Videokamera oder auch 2, von denen man eine an Referenten zur Vorbereitung ihrer Referate mit der Darstellung klinischer Situationen ausleihen kann, wenn sie an ihrem Arbeitsplatz kein Gerät zur Verfügung haben.

Auch eine Bibliothek ist nicht zu entbehren, da bei der Erstellung von Fortbildungsprogrammen immer wieder Fragen auftauchen, zu deren Beantwortung man authentische Unterlagen haben möchte. Die Möglichkeit eines schnellen Abrufs einer Information aus einer computerisierten Datenbank liegt noch in unabsehbarer Zukunft.

Ein ausreichend großes Kopiergerät muß zumindest an sofort erreichbarem Ort immer zur Verfügung stehen.

Schwierig ist die Raumfrage zu lösen, wenn man alle Formen kollektiver Fortbildung, wie wir sie geschildert haben, zur Anwendung bringen will. Man benötigt einen Saal für ein großes Auditorium und mehrere kleinere Räume für die Arbeit in kleinen Gruppen. In allen Räumen müssen genügend Tische sein, damit die Teilnehmer Platz zum Schreiben, also zum aktiven Mitarbeiten haben. Sie sollen sich nicht in dichten Stuhlreihen drängen müssen, wie es bei den großen Kongressen der Fall zu sein pflegt. Ob diese Räume Eigentum der Akademie sind oder von anderer Stelle zur Verfügung gestellt werden, ist selbstverständlich ohne Bedeutung, wenn sie nur da sind.

Aus alledem folgt, daß Fortbildung in moderner Form und mit modernen Methoden ausgeübt teuer ist. Man muß natürlich im einzelnen prüfen, was man sich leisten kann, v. a. aber müssen alle Stellen und Einrichtungen, die Fortbildung betreiben, eine gute Verbindung zueinander unterhalten, damit die vorhandenen Anlagen auch richtig genutzt werden, wodurch beträchtliche Kostenersparnisse zu erzielen sind.

Die Verteilung der Fortbildung auf örtliche Veranstaltungen, wo nicht alle geschilderten Einrichtungen vorhanden sein können, und auf zentrale, wo es der Fall ist, muß auch thematisch zum Ausdruck kommen, damit für jede Veranstaltung die am besten geeignete Form gewählt werden kann. Das setzt allerdings Absprachen voraus zwischen allen Stellen, die Fortbildung organisieren und die dadurch auch miteinander konkurrieren. Solche Vereinbarungen dürften noch nicht überall möglich sein.

Hier sei gleich ein leicht aufkommendes Mißverständnis ausgeräumt. Es besteht in keiner Weise die Absicht, einem Zentralismus in der Fortbildung das Wort zu reden, sondern es geht nur darum, die Voraussetzungen für eine möglichst gute und effektive Fortbildung darzustellen und Wege zu zeigen, wie man diese Voraussetzungen verwirklichen kann. Das kann geschehen, ohne die Vielfalt unserer Fortbildungsaktivitäten zu gefährden und ohne irgendeinem Verband oder Verein etwas an seinen Fortbildungsbemühungen streitig machen zu wollen.

Die Forderung, in den neuen Fortbildungseinrichtungen die genügende Zahl von hauptamtlichen Mitarbeitern zu beschäftigen, soll auch nicht so verstanden werden, als ob diese Institutionen auch von hauptamtlichen Kräften geleitet werden sollten. Genau das Gegenteil wird für ganz dringend erforderlich gehalten, weil sonst die große und nach allen allgemeinen Erfahrungen gar nicht mehr zu vermeidende Gefahr einer Bürokratisierung der Fortbildung heranwächst. Nun wird man fragen, was das Schlagwort von der Bürokratisierung denn hier bedeutet. In jeder derartigen Unternehmung gibt es ein optimales Verhältnis zwischen dem Gewicht der Form, oder besser des Formellen, und dem des Inhalts. Hier kommt es immer wieder einmal zu Spannungen, die von der Bürokratie kraft ihrer immanenten Tendenz zugunsten der Form gelöst werden, während der bürokratiefremde Verantwortliche den Inhalt vorzieht und die Form in ihre natürlichen Schranken des notwendigen Hilfsmittels verweist. Deshalb sollte der Leiter einer Fortbildungseinrichtung eine ehrenamtliche Funktion ausüben. Sie entspricht auch viel besser dem Grundsatz der Freiwilligkeit in der Fortbildung, der in dieser Arbeit schon mehrfach herausgestellt worden ist. Eine Bürokratisierung der Fortbildung würde das Ende von deren Freiwilligkeit bedeuten, denn ihre Flexibilität, Lebendigkeit und damit Attraktivität müßten zwangsläufig so weit absinken, daß die Teilnehmerzahlen zurückgingen und das Ziel der Fortbildung nicht mehr erreichbar wäre. Der Ausweg wäre der verordnete Zwang.

15 Verbund der Fortbildungsmethoden

Wie könnte man sich das Literaturstudium für die Durchführung von Fortbildungsveranstaltungen zunutze machen? Bei den Seminaren wäre es von großer Bedeutung, einen homogenen Vorwissensstand der Teilnehmer zu haben, auf dem der Seminarleiter aufbaut. Es bestünde wohl die Aussicht, ihn zu erreichen, wenn bei der Ankündigung der Veranstaltung und der Bekanntgabe des Themas schon darauf hingewiesen würde, daß die Darstellung und Besprechung des klinischen Bildes bestimmte pathophysiologische oder pharmakologische Kenntnisse oder solche in der Humangenetik und anderen Wissenschaften voraussetzt, daß im Seminar zwar auf die theoretischen Grundlagen eingegangen wird, daß aber der Nutzeffekt für den Teilnehmer viel größer wäre, wenn die Ausführungen im Seminar nur aus Wiederholung und Vervollständigung bereits vorhandenen Wissens bestehen müßten. Allerdings muß man dann auch ganz konkrete Literaturhinweise geben, die wiederum nicht zu anspruchsvoll sein dürften.

Ein Idealfall wäre dann gegeben, wenn jede Akademie oder jede größere Fortbildungseinrichtung über ein eigenes Mitteilungsorgan verfügte, was aber, soweit ich es überblicke, in unseren Ländern nicht zutrifft. Dann könnte häufig der Hinweis auf die zu benutzende Literatur entfallen, und der für den entsprechenden Vortrag vorgesehene Referent würde einen vorbereitenden Artikel in diesem Blatt veröffentlichen und somit den gewünschten Verbund von individueller und kollektiver Fortbildung selbst herstellen. Die örtlich zuständigen offiziellen Standesblätter oder die Verbandszeitschriften könnten eine solche Hilfe für die Fortbildung durchaus leisten, aber sie haben andere Aufgaben, die von den Schriftleitern für vordringlicher gehalten werden und es oft auch sind. Auch die große Zahl der wissenschaftlichen Zeitschriften würde sich wahrscheinlich einer derartigen Aufgabe nicht widmen können, weil sie dafür keinen Platz haben. Die für die Finanzierbarkeit der Zeitschrift notwendige Relation zwischen Text- und Inseratenteil ist bereits ausgewogen. So stehen also die Chancen für die Anliegen der Fortbildung nicht sehr gut. Anders wäre es, wenn der zusätzliche Raum, den die Zeitschriften für die Ansprüche der Fortbildungseinrichtungen benötigten, von der ärztlichen Selbstverwaltung – unabhängig von den Inseraten der Industrie – finanziert würde. So wäre es in der Tat am besten, obgleich die notwendigen Gelder doch wieder auf Umwegen aus der Tasche der Teilnehmer flössen. Hierzu wollen wir uns aber nicht weiter äußern; wir müssen vorläufig die Hoffnung fallen lassen, mit solchen Möglichkeiten in naher Zukunft zu rechnen.

Es scheint mir aber der Hinweis berechtigt zu sein, daß die Unkosten, die der Arzt für seine Fortbildung aufzuwenden hat, bei uns nicht sehr hoch sind, wenn man sie mit denen amerikanischer Ärzte vergleicht. Wenn wir wirklich zu einer sehr viel effektiveren Fortbildung kommen wollen, wie sie auch hier beschrieben ist, und wenn wir sie in völliger Unabhängigkeit von außerärztlicher Seite, sei es von seiten des Staates oder von seiten der Industrie, zu erreichen bestrebt sind, werden wir mit Sicherheit tiefer in die Tasche greifen müssen, als es heute noch der Fall ist.

Der Hinweis auf die zu empfehlende Literatur ist auch nur dann sinnvoll, wenn er mindestens 2 Monate vor der Veranstaltung erfolgt. Das kann, da es nicht viel Platz beansprucht, im amtlichen Standesblatt geschehen, setzt aber wiederum einen sehr exakt und planmäßig arbeitenden Verwaltungsapparat voraus, in dem ein Mitarbeiter speziell für diese Literaturhinweise verantwortlich ist, der sich mit den Referenten bespricht und evtl. von deren Seite kommende Empfehlungen redigiert und zum Druck gibt. Wo man dieses Vorgehen verwirklichen kann, ist der Erfolg bei allen Kollegen, die sich diesem Verfahren anschließen, recht beachtlich. Es sind aber nicht viele, die es tun können. Um es nochmals zu sagen: Ein Verbund dieser Art in der Programmierung einer systematischen permanenten Fortbildung wäre eine ideale Sache.

Ein anderes Hilfsmittel ist die Anfertigung von Begleitmaterial für die Veranstaltungen, v. a. für die Seminare, das als Tischvorlagen jedem Besucher bei seiner Anmeldung im Vorraum des Seminars ausgehändigt wird.

Die Tischvorlagen enthalten das Programm, eine Namensliste der Referenten, orientierende und technische Mitteilungen sowie eine Kurzfassung aller Vorträge, die jedoch keine Inhaltsangabe sein soll, sondern aus den Tabellen, Kurven, Zeichnungen sowie den wichtigsten Merksätzen der Vortragsinhalte, orientiert an den Lernzielen, besteht. Jeweils eine Seite des Heftes bleibt für persönliche Notizen frei. Der Teilnehmer hat damit eine Dokumentation des Seminars in Händen, die es ihm gestattet, nicht nur den Vorträgen besser zu folgen, sondern auch zu Hause noch den ganzen Ablauf der Tagung zu rekapitulieren.

Auch hierfür gibt es wiederum Voraussetzungen, die nicht ganz leicht zu erfüllen sind. Man muß die Referenten, wenn man sie zu einem Vortrag bittet, sofort darauf aufmerksam machen, daß man Kurzfassungen mit den wichtigsten Lerninhalten haben möchte. Die Referenten müssen sich dazu verpflichten, ihre Ausarbeitungen zu einem bestimmten Termin abzuliefern. Niemand tut das gern, aber es ist erreichbar. Dazu gehört, wie immer wieder hervorgehoben sei, ein gut eingespielter personeller Apparat, um sich mit diesen Schwierigkeiten auseinanderzusetzen. Auch bedarf das meiste, das von den Referenten eingeschickt wird, für unsere speziellen Zwecke noch einer redaktionellen Bearbeitung, erst dann wird es geschrieben, fotokopiert und geheftet, wobei sich die Auflagenhöhe nach der voraussichtlichen Teilnehmerzahl richtet, die man durch Anmeldungen erfährt. Der Aufwand ist groß, aber er lohnt sich.

Über das Projektionsmaterial haben wir bereits einige Anmerkungen gemacht, und auch in den „Empfehlungen" sind Hinweise für die Herstellung von Dias und Folien zu finden. Gerade darüber wird schon seit vielen Jahren diskutiert, und die häufigen Mängel der gezeigten Dias sind hinreichend bekannt. Es ist erstaunlich, daß trotzdem immer noch Tabellen mit 30 Zeilen projiziert werden und Schaubilder von der Kompliziertheit eines DNS-Moleküls erscheinen.

Auf die vielen Möglichkeiten einer Belebung und Verbesserung unserer Fortbildungsveranstaltungen durch die Verwendung einer Videokamera wurde bereits hingewiesen, das Verfahren wird aber noch sehr wenig genutzt. In der Medizinerausbildung ist die Videotechnik eine Selbstverständlichkeit geworden. Außer zur Anfertigung von Kurzfilmen, die zur Darstellung von Bewegungsabläufen dienen, kann man diese Geräte auch einsetzen, wenn sich einmal ausnahmsweise der für eine Veranstaltung zur Verfügung stehende Saal als zu klein erweist, so daß der Zustrom der Teilnehmer nicht mehr untergebracht werden kann. Man kann dann die übrigen Teilnehmer in einem anderen Saal unterbringen und mittels der Videotechnik das Geschehen im Hauptsaal in den Nebenraum übertragen. Die Besucher des Nebenraums können sich aber nicht selbst an der Diskussion beteiligen, da man hierzu die doppelte Anzahl von Geräten benötigte, was wohl kaum zu verwirklichen wäre.

Aus der Schilderung solcher Situationen erkennt man erneut, daß bei jeder Veranstaltung die jeweils ausreichende Zahl von Hilfskräften anwesend sein muß und daß eine Person für die Projektion nicht ausreicht.

Wichtig bei der Anwendung aller dieser Hilfsmittel ist nicht nur deren Qualität, die natürlich einwandfrei sein muß, sondern ihr richtiger Einsatz an der richtigen Stelle des Verlaufs einer Tagung. Dies muß in der Vorbesprechung der Planung eines Seminars oder eines Kongresses ganz klar herausgearbeitet werden. Für den Veranstalter und Organisator ist daraus zu schließen, daß man die Planungen sehr frühzeitig beginnen muß, etwa 1 Jahr im voraus. Natürlich kommt es oft genug vor, daß man eine Veranstaltung aus dringenden Gründen schnell organisieren muß und daher gezwungen ist, den feststehenden Jahresplan zu ändern oder zu ergänzen. Auch das kann eine Institution nur leisten, wenn sie personell ausreichend besetzt ist.

Wir sind uns darüber im klaren, daß hohe Forderungen nach optimalen Verhältnissen erhoben werden, die nicht vollständig und v. a. nicht überall zu erfüllen sind. Mit einem Optimum des Möglichen vor Augen kann man aber viele Verbesserungen an Althergebrachtem vornehmen. So ist es auch gemeint.

16 Evaluation

Unter der Evaluation oder Bewertung der Fortbildung verstehen wir:

1. die objektive Feststellung des Erfolgs beim Durchschnitt einer Zielgruppe oder beim einzelnen Teilnehmer;
2. die Bewertung, die eine Veranstaltung vom teilnehmenden Arzt selber erfährt;
3. die Beurteilung der Fortbildungsveranstaltung hinsichtlich ihres spezifischen Wertes, d. h. die Beurteilung der richtigen Wahl des Veranstaltungstyps für den vorgegebenen Zweck, des rechten Einsatzes der Mittel und der passenden Darstellung des Themas, wobei zu entscheiden ist, ob die typischen Vorteile der kollektiven Fortbildung vor den individuellen genutzt wurden und ob diese Veranstaltung nicht durch einfa-

chere Mittel der individuellen Fortbildung hätten ersetzt werden können.

Wir haben demnach zwischen der Bewertung einer Fortbildungsveranstaltung oder eines ganzen Fortbildungsprogramms durch die Teilnehmer und der objektiven Prüfung des Fortbildungserfolgs, also der Vermehrung des Wissens und der Änderung des Verhaltens in der ärztlichen Berufsausübung, zu unterscheiden. Untersuchungen zur Bewertung der Fortbildung durch die Teilnehmer wurden schon häufig vorgenommen. Versuchen wir einmal, eine solche Arbeit zu analysieren:

Im Jahre 1977 hat die Bundesärztekammer eine großangelegte Befragung der Teilnehmer an 6 ihrer internationalen Kongresse durchgeführt [22], um für die Veranstalter und die Referenten eine Rückkoppelung von seiten der teilnehmenden Ärzte zu erhalten. Es sollten nicht nur die Teilnahmehäufigkeit und die Teilnahmegründe (Motivation) festgestellt, sondern auch Rückschlüsse auf die Fortbildungseeffektivität der Seminarkongresse aus den Antworten gezogen werden. Uns interessieren in diesem Zusammenhang nur die Fragen nach der Effektivität.

Es handelt sich v. a. um folgende Fragen, die durch Ankreuzen der Stufen einer Werteskala oder einer alternativ formulierten Einzelfrage beantwortet wurden.

(4) Halten Sie diese Kongreßveranstaltung für didaktisch gelungen?
Die Werteskala enthielt die Stufen 1-6, von didaktisch vorbildlich bis verbesserungsfähig.
(5) Wie anstrengend empfanden Sie die Teilnahme hier?
Die Werteskala enthielt die Stufen 1-6, von nicht anstrengend bis äußerst anstrengend.
(6) Was haben Sie in erster Linie erfahren?
1. interessante Einzelheiten (Daten, Fakten);
2. Zusammenhänge und Ursachen;
3. neue Begriffe und Definitionen;
4. neue Fragestellungen, an die Sie früher nicht gedacht haben;
5. neue Diagnosemöglichkeiten;
6. neue Therapieverfahren.
7. Habe andere Meinungen kennengelernt,
8. Das meiste war mir schon bekannt.
(7) Wie beurteilen Sie Ihren eigenen Lernfortschritt?
Die Werteskala enthielt die Stufen 1-6, von „habe viel hinzugelernt" bis „hätte genausogut zu Hause bleiben können".
(8) Haben Sie auch persönlichen Kontakt zu Teilnehmern und zu Referenten bekommen?

(9) Haben Sie Einflüsse gestört, die nicht unmittelbar mit der Veranstaltung zusammenhängen?
Diese Frage bezog sich z. B. auf Umgebungsstörfaktoren.

Ich hebe nochmals hervor, daß es sich hier nur um das Problem handelt, ob und wieweit man die Effektivität einer Fortbildungsveranstaltung aus den subjektiven Eindrücken der Teilnehmer hinreichend richtig beurteilen kann, denn es ist unser eigenes Anliegen, eine solche Beurteilungsmethode zu finden.

Aus den eingegangenen Antworten ging hervor, daß die positive Beantwortung der Fragen nach Praxisnähe, Erwartungserfüllung, Kontakt zu Referenten und anderen Teilnehmern, Medien- und Didaktikbewertung, Interessenberücksichtigung und geringe Lernanstrengungen mit einer hohen Einschätzung des Lernerfolgs korreliert. Das ist durchaus plausibel und war nicht anders zu erwarten. Der Teilnehmer, der den Fragebogen ausfüllt, hat gar keine anderen Kriterien für die Bewertung seines Lernerfolgs, als eben diese in den speziellen Fragen liegenden Umstände. Die Schlußfolgerungen für die Veranstalter waren einfach, sie wußten nun, auf welche Dinge es ankommt, um die Teilnehmer zufriedenzustellen und zum Besuch weiterer Seminarkongresse zu motivieren. Das war der eine Zweck der Umfrage. Der andere, auf den es uns hier ankommt, war die Frage nach dem tatsächlichen Lernerfolg, nach der Umsetzung des neuen Wissens in die tägliche Praxis, also nach der wirklichen Verhaltensänderung. Diese Frage fand in den Fragebogen keine befriedigende Antwort.

Die zitierte Umfrage der BÄK über ihre internationalen Seminarkongresse hat viele wichtige Erkenntnisse gebracht, die für die weitere Ausgestaltung der Kongresse sehr nützlich waren. Hinsichtlich des tatsächlichen Lernerfolgs, also der Erreichung der eigentlichen Ziele der permanenten Fortbildung, stehen die Schlußfolgerungen auf schwachen Füßen.

Der objektive Nachweis eines Lernerfolgs im Sinne der Fortbildungsziele, d. h. die Bewertung der Effektivität der kollektiven Fortbildung und ihrer Methoden ist nur sehr schwer realisierbar. Trotzdem ist es notwendig, solche begleitende Fortbildungsforschung zu betreiben, um nicht Zeit und Geld für nur ungenügend effektive Verfahren zu vergeuden, obgleich das vorgegebene Ziel mit anderen, weniger kostspieligen Methoden genausogut oder sogar besser zu erreichen wäre. Man kann nicht blind und ohne laufende Kontrolle ein so aufwendiges Geschäft betreiben.

Sehen wir uns also nach anderen Effektivitätskontrollen um. Prüfungen der Teilnehmer am Schluß eines Seminars, wie es in der hessischen Akademie schon seit mehreren Jahren bei bestimmten Veranstaltungen üblich geworden ist, geben Aufschluß über kognitives Wissen, doch nur über das, was am Schluß des Seminars noch frisch im Gedächtnis blieb. Sie sagen nichts darüber aus, was im Gedächtnis haftenbleibt und weiterwirkt. Um das kennenzulernen, müßten die gleichen Prüfungen etwa ein Vierteljahr später, z. B. zu Beginn eines anderen Seminars, wiederholt werden. Diese Prüfung könnte man dann auch mit Fragen nach der Einführung der neuen Erkenntnisse in die Praxis verbinden. Ein solches Vorgehen ist unter den gegenwärtig obwaltenden Umständen noch kaum durchführbar.

Ein Ziel, auf das man behutsam und unbeirrt zugeht, sollte es aber doch sein.

Untersuchungen über das Praxisverhalten, nach Art eines Medical audit oder einer Peer review, sind nur mit einem kleineren, freiwillig zusammengetretenen Kreis interessierter Kollegen möglich, dessen Ergebnisse sich dann noch den Vorwurf der nicht ausreichenden Repräsentativität gefallen lassen müssen. Immerhin sollte man einmal diesen Versuch machen. Man würde damit zumindest viele praktisch nützliche Erfahrungen gewinnen. Doch auch hierfür bedarf es beträchtlicher Geldmittel, die von einer einzelnen Akademie nur schwerlich aufgebracht werden könnten.

Auch der folgende Weg wäre denkbar: Der Fortbildungserfolg ließe sich für eine ganze Arztgruppe dadurch feststellen, daß man z. B. die Abrechnung von ärztlichen Leistungen bei den Krankenkassen oder in anderen Abrechnungssystemen, wie in der Bundesrepublik Deutschland bei den Kassenärztlichen Vereinigungen, daraufhin prüft, wann bestimmte, obsolet gewordene Leistungen, etwa auf dem Laborsektor, verschwinden und durch neue Positionen ersetzt werden, oder wie früh oder wie spät sich neue medikamentöse Therapien in der Rezeptur bemerkbar machen und wann alte, unzweckmäßig gewordene Rezepturen nicht mehr vorkommen. Natürlich kann man damit nur auf Fortbildung i. allg. schließen, nicht aber darauf, wie die Wirkung zustande kam, ob durch Lesen von Zeitschriften, von Literatur, die von der Industrie verschickt wurde, von Anzeigen, von Gesprächen mit Pharmaberatern oder durch den Besuch von Fortbildungsveranstaltungen.

Als in der Labordiagnostik von Leberkrankheiten die alten, so beliebten Serumlabilitätsproben, z. B. die Takata-Ara-Reaktion, das Weltmann-Band, die Thymoltrübungsreaktion u. a., die heute kaum noch dem Namen nach bekannt sind, durch die Enzymdiagnostik und in gewissen Fällen durch Antigennachweis ersetzt wurden, hätte man in der kassenärztlichen Abrechnung sehr genau herausfinden können, wie schnell, wo und bei wem das Alte verschwand und die neuen Methoden erschienen. Das geschah sicher nicht gleichmäßig, was zu aufschlußreichen Analysen Gelegenheit gegeben hätte. Auch für andere diagnostische und therapeutische Wandlungen gibt es treffende Beispiele. Zur Zeit könnte man entsprechende Untersuchungen über die Behandlung der Hypertoniker in der Praxis, der Herzinsuffizienzen, über den Umgang mit Kalziumantagonisten oder die Behandlung von Kranken mit Magen- und Duodenalulzera anstellen, die alle Themen gegenwärtiger Fortbildung bilden. Die Möglichkeiten zu solchen Untersuchungen wären vorhanden, und die Analyse der Ergebnisse könnte die ärztliche Fortbildung außerordentlich fördern.

Vor allem 2 Hindernisse liegen z. Z. noch unüberwindbar auf diesem Wege: die Vorschriften des Datenschutzes und der ärztlichen Schweigepflicht einerseits und die finanziellen Probleme andererseits. Wie sollten denn die angeführten Untersuchungen finanziert werden? Sie würden einen sehr großen personellen und materiellen Aufwand erfordern, für den unsere Fortbildungseinrichtungen, aber auch die anderen europäischen Gesundheitssysteme, soweit ich es überblicken kann, nirgendwo ausreichend ausgestattet sind.

Wir haben bereits vermerkt, daß wir die finanziellen Fragen der ärztlichen Fortbildung hier nicht behandeln wollen, doch ständig wird man mit ihnen konfrontiert, und sie geben immer wieder einen starken Impuls, sich intensiv damit zu beschäftigen. So muß auch an dieser Stelle wenigstens darauf hingewiesen werden.

Die Organisation der ärztlichen Fortbildung könnte ein sehr interessanter und außerordentlich nützlicher Wissenschaftszweig werden, dessen Ergebnisse voraussichtlich durch eine daraus entspringende rationellere Berufsausübung des Arztes den finanziellen Aufwand mehr als wettmachen dürften. Es ist wie mit dem Ruf nach mehr Investitionen in der Wirtschaft. Er erschallt unaufhörlich, aber die, die ihm folgen sollen, fürchten das damit verbundene Risiko. Unsere Geldgeber verhalten sich analog. Auch sie befürchten, daß nichts ausreichend Brauchbares dabei herauskommt.

Nun sollen diese Ausführungen einen Erfahrungsbericht darstellen, so daß ich auch von den eigenen Erfahrungen mit tastenden Versuchen auf diesem Gebiet berichten darf. Wir haben in unseren Seminaren, die für einen bestimmten Zweck ausgerichtet werden, nämlich die Vorbereitung auf den ärztlichen Notdienst und neuzeitliche Pharmakotherapie im Hinblick auf die Bemühungen um eine Kostendämpfung, die ständige Begleitung durch einen Medizindidaktiker, der sich auch um die laufende Evaluation der Veranstaltungen mit den zu Gebote stehenden einfachen Mitteln bemüht, als sehr nützlich empfunden und möchten diese Unterstützung nicht mehr missen.

Den Fortbildungserfolg könnte man beim einzelnen Teilnehmer nur mittels einer persönlichen Prüfung messen. Diese Prüfung, der man von vornherein den Makel anhinge, sie sei ja nur eine Feststellung des kognitiven Wissens und nicht des ärztlichen Verhaltens, kann man sehr wohl mit Fragen nach dem Verhalten verbinden. Aber sie ist nur auf freiwilliger Grundlage möglich und damit für eine verbindliche allgemeingültige Aussage nur sehr bedingt geeignet.

Eine Bewertung von Veranstaltungen durch die Teilnehmer wurde, wie wir gesehen haben, schon mehrfach veranlaßt und durchgeführt [22]. Es sind aber nur subjektive Beurteilungen, denen ein Richtungswert und auch eine gewisse propagandistische Wirkung nicht abzusprechen sind, doch handelt es sich nicht um ein Ergebnis, das man wissenschaftlich verwerten könnte.

Die Beurteilung von Fortbildungsveranstaltungen läßt sich dagegen für praktische Zwecke aus deren Ablauf einigermaßen zuverlässig ableiten, vorausgesetzt, daß die Veranstalter und Organisatoren oder eine ad hoc von ihnen beauftragte Person von Anfang bis Ende selber teilgenommen haben. Das trifft man aber nicht besonders häufig an. Es hat sich als recht nützlich erwiesen, am Schluß eines Seminars, eines Vortragsabends oder auch eines Kongresses eine Art Manöverkritik mit den Teilnehmern abzuhalten, wobei sie gefragt werden, was ihnen nicht gefallen hat, was sie als überflüssig, was als zu wenig behandelt empfunden haben, ob das Dargebotene ihren Erwartungen entsprach und, wenn es nicht der Fall war, welche Erwartungen sie selber an das Programm geknüpft hatten. Es empfiehlt sich auch, gleich bei der Begrüßung darauf hinzuweisen, daß man am Ende der Veranstaltung eine kritische Stellungnahme der Teilnehmer haben möchte, damit nicht alle sofort nach der letzten Diskussionsbemerkung weglaufen. Es wird auch trotz dieser Ankündigung nicht viel anders sein, aber es werden sich doch immer einige Kollegen veranlaßt fühlen, noch ein paar Minuten dazubleiben. Besonders vorteilhaft ist es, wenn man schon im Programm für das Ende einer Veranstaltung eine Zusammenfassung der Ergebnisse durch den Versammlungsleiter oder durch eine eigens dazu bestimmte Person einplant. Innerhalb der Zusammenfassung kann man dann auch Fragen nach einer Kritik des Dargebotenen anbringen. Manchmal bekommt der Veranstalter hierbei ganz brauchbare Anregungen, sehr häufig kommt es allerdings nicht vor.

Wenn nur noch wenige Teilnehmer dableiben und eine Diskussion auch nicht recht in Gang kommt, selbst wenn der Versammlungsleiter einige Reizworte vorgibt, wie etwa „Praxisbezug", „zuviel Theorie" u. dgl., was zum Standardvokabular der Kritik von seiten der Teilnehmer gehört, ist man leicht geneigt, das Restauditorium aufzufordern, kritische Bemerkungen in Form einiger Zeilen auf einer Postkarte einzuschicken. Ich kann die Postkarten, die ich daraufhin in 14 Jahren bekommen habe, an den Fingern einer Hand abzählen, also kein nennenswertes Ergebnis. Die „Manöverkritik" hat aber auch einen psychologischen Effekt. Sie vermittelt den Teilnehmern die Einsicht, daß alle Bemühungen der Veranstalter ihnen gelten – was ja auch in der Tat der Fall ist –, daß sie bei deren Entscheidungen selbst mitwirken und so am Aufbau einer systematischen Fortbildung beteiligt sind. Für die Herstellung eines angenehmen Vertrauensverhältnisses zwischen den regelmäßigen Besuchern und den Veranstaltern, Organisatoren und Referenten hat diese Verfahrensweise eine nicht zu übersehende Wirkung.

Es ist auch sehr nützlich, darüber Aufschluß zu erhalten, wie die Referenten von den Teilnehmern beurteilt werden. Bei manchen Veranstaltungen der hessischen Akademie werden zusammen mit den Fragebogen über die Seminarinhalte auch solche über die Bewertung der Veranstaltung selbst und der Referenten ausgeteilt. Der Rücklauf ist fast immer sehr gut. Ein Muster dieser Bogen ist mit freundlicher Genehmigung von Herrn Prof. Renschler, Bonn hier abgedruckt (s. Anhang C und D).

Man kann sich vorstellen, daß es einige Überwindung kostete, dieses Verfahren einzuführen. Aber es klappt ausgezeichnet und hat schon zu vielen Verbesserungen unserer Programme und auch zur Ablösung von Referenten geführt.

17 Kriterien einer guten Fortbildung

Da wir in den beiden Empfehlungen Modelle für Fortbildungsveranstaltungen beschrieben haben, müssen wir die Kriterien für eine gute Fortbildung konsequenterweise auch von dort beziehen. Nach den bisher gemachten Erfahrungen halten wir die dargestellten Modelle für eine gute Form der Fortbildung, wenigstens so lange, bis neue Einsichten eine Modifizierung verlangen. Es wurde von Anfang an betont, daß unser ganzes System offen ist und daß immer Verbesserungen daran vorgenommen werden können. Nach der z. Z. gültigen Einschätzung der Fortbildungsmethoden können wir eine lange Liste von Kriterien einer guten Fortbildung aufstellen.

Sicher wäre es von großem Nutzen für einen Fortschritt in der Durchführung ärztlicher Fortbildung, wenn diese Kriterien einen auch praktisch angewandten Maßstab für die nächste Zukunft bilden würden, um überhaupt einmal einen Anfang zu machen. Es müßte doch zu erreichen sein, einen gemeinsamen Start zu ermöglichen, um Erfahrungen systematisch zu sammeln und auch eine echte Forschung auf diesem Gebiet zu betreiben. Wenigstens sollte eine ständige wissenschaftliche Begleitung der Fortbildungsaktivitäten der dafür verantwortlichen Körperschaften und ihrer Akademien eingeführt werden.

Die Kriterien sind demnach, wie auch die Empfehlungen, ein Angebot an alle Personen, die sich aktiv in der Arbeit an der ärztlichen Fortbildung befinden, also an Veranstalter, Organisatoren und Referenten. Wir hoffen aber auch, daß sich Behörden, Versicherungsträger und Politiker und nicht zuletzt natürlich alle Teilnehmer an der organisierten Fortbildung dafür interessieren werden.

Die Bewertung aller in der Fortbildung getroffener Maßnahmen und aller Formen der Darstellung muß am eigentlichen Zweck der Fortbildung orientiert sein, nämlich an dem Nutzen für die ärztliche Krankenbetreuung und die allgemeinen Aufgaben des ärztlichen Berufs. Für jede Organisation einer systematischen ärztlichen Fortbildung sind folgende Grundforderungen dringend zu beachten:

- Sie muß die Zielgruppen zur Teilnahme an der Fortbildung motivieren. Dazu gehört eine geschickt formulierte Ankündigung in den gewöhnlich dazu verwandten Zeitschriften und in persönlichen Einladungen, die von den Kollegen, obwohl kostspielig, entschieden bevorzugt werden. Es gehört aber auch dazu, einen Literaturhinweis zur individuellen Vorbereitung auf das Seminar oder den Vortrag zu geben, oder, wie hier beschrieben, einen auf das Thema bezüglichen Artikel in der örtlichen Standespresse zu veröffentlichen, um jede Gelegenheit wahrzunehmen, den Verbund von individueller und kollektiver Fortbildung herzustellen und zu demonstrieren.
- Die Wahl der Themen muß den Bedürfnissen der Zielgruppe oder dem örtlich oder allgemein ermittelten Bedarf entsprechen.
- Die Auswahl der geeigneten Referenten oder Vortragenden soll erst erfolgen, wenn Thema, Lernziel und Zielgruppe festliegen, da sonst ein systematischer Aufbau der Fortbildung nicht gelingt.
- Die Referenten sollen frühzeitig möglichst viel über ihr voraussichtliches Auditorium erfahren: Fachgebiet, Ort der beruflichen Tätigkeit, ob angestellter oder niedergelassener Arzt, vielleicht auch Wissensstand und Approbationsalter. Dazu ist es nötig, den Einladungen ein Anmeldeformular beizufügen, dessen Benutzung allmählich zur Regel werden soll, woraus dann viele für den Referenten nützliche Daten bezüglich der Zusammensetzung seiner Teilnehmerschaft zu entnehmen sind.
- Je nach Thema und örtlichen Gegebenheiten muß die Form der Veran-

staltung richtig ausgewählt werden, Vortrag oder Seminar, Kongreß, Workshop usw.
- Die Zeiteinteilung (Timing) für den Ablauf einer mehrstündigen oder auch mehrtägigen Veranstaltung muß die Länge der einzelnen Vorträge und die notwendigen Pausen präzise festlegen. Nur in Ausnahmefällen darf der einzelne Vortrag mehr als 30 Minuten dauern. („Man kann über alles reden, nur nicht über 30 Minuten!")
- Der Versammlungsleiter hat streng darauf zu achten, daß die angegebenen Zeiten auch eingehalten werden.
- Der Vortragende muß die Lernziele am Anfang seiner Ausführungen genau formulieren.
- Für die Diskussion ist genügend Zeit zu reservieren, mindestens die Hälfte der Vortragszeit, je nach Thema und Lernziel auch mehr. Das Timing ist eine Kunst, die man nur durch eine lange eigene Präsenz in den Fortbildungsveranstaltungen erlernen kann.
- Die Diskussion darf nicht dem Zufall überlassen werden, der Vortragende oder der Moderator muß sie leiten, möglichst an den Lernzielen orientierte Wiederholungen vorbringen, Fragen stellen, die Teilnehmer aktivieren.
- Sparsamer Gebrauch von Projektionen ist angezeigt. Eingestreute Filmabschnitte oder Streifen von Videoaufnahmen dienen nur der Demonstration von Bewegungsabläufen und sind, obwohl bis jetzt noch selten angewandt, viel wichtiger, als die zu üppig gezeigten Dias.
- Wo Projektionen (Bilder) unentbehrlich sind, müssen sie von guter Qualität sein.
- Projektionsmaterial, das für das Verständnis der Ausführungen wichtig ist, soll auch in die Tischvorlagen aufgenommen werden.
- Wenn es sich um Informationen handelt, die für die Übernahme in die praktische Berufsausübung besonders wichtig sind, werden nach dem Vortrag oder am Schluß des Seminars kleine Gruppen gebildet, um Verhaltensänderungen besser besprechen und in die Wege leiten zu können.
- Am Schluß einer Veranstaltung soll man Kritik und Wünsche der Teilnehmer entgegennehmen und Hinweise auf die folgenden Programme geben. Die Zeit für diese Abschlußbesprechung muß eingeplant werden.

Die Beachtung dieser Kriterien einer guten Fortbildung dürfte unsere Fortbildungspraxis, die immer noch sehr konventionell in alten Formen verläuft, nicht nur neu beleben, ihr frische Impulse verleihen und Interessen wecken, sondern auch ihre Effektivität erhöhen und somit eine weitere

Verbesserung der Krankenversorgung bewirken. Damit würde sie auch zur Qualitätssicherung ärztlicher Tätigkeit wesentlich beitragen können.

Die Grundvoraussetzung für die Annahme solcher Vorschläge durch die Kollegen ist die Einsicht, daß kollektive Fortbildung nicht einfach die Entgegennahme von einer Unzahl von Informationen ist, sondern auch gemeinsames Lernen bedeutet. Ohne Übereinstimmung darin wird sich niemand bereit finden, weder Teilnehmer noch Referenten, Organisatoren oder Veranstalter, die hier geschilderten Mühen und auch persönlichen Schwierigkeiten auf sich zu nehmen.

Der Vollständigkeit halber sei noch vermerkt, daß Renschler [27] Merkmale wirksamer Fortbildungsveranstaltungen genannt hat, die etwas anders formuliert sind als unsere Kriterien. Sie sind nachfolgend wörtlich wiedergegeben:

- „*Merkmale wirksamer Fortbildungsveranstaltungen:* Fortbildungsveranstaltungen müssen die folgenden vier Forderungen erfüllen, um zu einer nachweisbaren Verbesserung der ärztlichen Versorgung der Patienten zu führen:
- *Freiwillige selbstbestimmte Teilnahme:* Die Auswahl der Fortbildungsveranstaltungen, die nach Inhalt und Ziel definiert sein müssen, muß durch den Lerner selbst erfolgen. Er muß den Bedarf dazu aus einer Analyse des Erfolges seiner eigenen Tätigkeit ermitteln. Jeder einzelne Arzt muß an der Festlegung der bei der Bewertung der Berufstätigkeit eingesetzten Maßstäbe beteiligt sein.
- *Relevanz des Themas:* Die Veranstaltung muß für die Betreuung der Patienten des an der Fortbildung teilnehmenden Arztes relevant sein.
- *Methodik der Veranstaltung:* Für jede Veranstaltung müssen die Lernziele definiert sein oder zumindest als Implikation erkennbar sein. Die Fortbildungsmethoden müssen an die Lernziele und an den Lernstil der Teilnehmer angepaßt sein, sie müssen aktives Lösen von ärztlichen Aufgaben in realer oder simulierter Berufstätigkeit, möglichst an eigenen Fällen des teilnehmenden Arztes, einschließen.
- *Rückmeldung über den Lernerfolg:* Das Lernen muß laufend während der Veranstaltung und abschließend erfaßt werden. Eine Rückmeldung der Bewertung an den Lerner muß rasch erfolgen."

Diese Merkmale decken sich nicht ganz mit unseren Kriterien einer guten Fortbildung; sie sind noch weit anspruchsvoller. Es besteht aber kein Gegensatz zu unseren Vorstellungen, was schon deshalb kaum möglich ist, weil Renschler [27] als ständiger didaktischer Berater der hessischen Akademie indirekt an der Erstellung der Empfehlungen der Arbeitsgemeinschaft mitgewirkt hat.

18 Erweiterung der ärztlichen Fortbildung über die Grenzen der Medizin hinaus

Es liegt im Wesen des ärztlichen Berufs, Aufgaben übernehmen zu müssen, zu deren Bewältigung die Wissenschaft häufig keine Mittel bereit hat. Dennoch erwartet der Kranke auch in solchen Fällen Hilfe von seinem Arzt, der kein Handwerk, sondern eben eine Kunst ausübt. Das freie Ermessen in der Ausübung dieser Kunst ist heute erheblich eingeschränkt. Gesetze und Vorschriften, zum Schutze des Patienten erlassen, aber oft genug auch mögliche Hilfen verhindernd, engen sie ein und machen den Arzt im Kampf um das Wohl seines Patienten wehrlos. Der Ermessensspielraum des Arztes soll ganz klein gehalten werden, denn es wäre sonst denkbar, daß er Mißbrauch damit treibe. Alles, was irgendwie nach Autorität aussieht, wird verabscheut, und doch bedarf der Kranke manchmal einer autoritären Führung; er verlangt sogar danach und ist über die ihm angebotene „Partnerschaft" enttäuscht. Auf der einen Seite hat sich eine völlig veränderte Haltung gegenüber dem Arzt entwickelt, andererseits aber ist die alte, gewohnte, Führung verlangende Einstellung zu ihm und seiner Kunst ebenfalls noch sichtbar, und das keineswegs selten.

Gewiß ist eine Zuordnung der unterschiedlichen Verhaltensweisen zu den Altersstufen unserer Gesellschaft gegeben, aber eine klare Trennung ist damit nicht möglich. Von der jüngeren Generation sagt man, sie sei kritischer als die ältere; genauer betrachtet ist diese Kritik aber nicht echt, sondern mehr eine grundsätzlich skeptische Haltung gegenüber allem, was älter ist. Im Gegensatz zu einer wirklich kritischen Einstellung beobachtet man eine starke Bindung an Ideologien, die bei der älteren Generation gegenwärtig nicht im gleichen Maße in Erscheinung tritt. Die Ablehnung von allem, was nach autoritär aussieht, bezieht sich bei vielen jungen Menschen, die mit solchen Auffassungen aufgewachsen sind, nicht auf ihre eigenen selbstgewählten Autoritäten und Vorbilder.

Auch der Arzt gehört einer bestimmten Generation an und hat deren Anschauungen zum großen Teil übernommen. Seine berufliche Tätigkeit verlangt aber von ihm eine persönliche Emanzipation von den Zwängen seiner gesellschaftlichen Kreise. Dazu ist nicht jeder in der Lage. Es gibt keine bessere Voraussetzung für emanzipatorisches Denken als eine geistige Schulung, die es erlaubt, die uns umgebenden Dinge, Personen, Meinungen, Anschauungen und Handlungen zu analysieren und die geistigen Strömungen einer Zeit zu erkennen und zu verstehen.

Jeder Situation muß man verstehend gerecht werden können. Nur so ist der Arzt fähig, den ganzen Menschen, seine körperlichen, seelischen und sozialen Verhältnisse, Abweichungen und Probleme in die Gesamtschau, die er zu einer wirksamen Behandlung benötigt, zu intergrieren, wie es heute mit Recht verlangt wird. Hier genügen die Regeln des Handwerks und die Teilergebnisse medizinischer Wissenschaften nicht mehr, selbst wenn man sie zusammengefaßt betrachtet. Die Aufgaben weisen über die Grenzen der Medizin hinaus, berühren die Anthropologie, die Wissenschaft vom Menschen insgesamt, die Psychologie, Pädagogik, Soziologie, auch die Rechtswissenschaften, selbst die Theologie im neuen Gewande und, soweit sie auch gegenwärtig noch die Krone der Wissenschaften genannt werden darf, die Philosophie. Kein Mensch könnte allein diese Wissenschaften überblicken, keiner könnte sich mehr als sehr laienhaft darin auskennen, aber der Arzt muß zumindest ihre Prinzipien kennen und wissen, wo und wie sie seine ärztlichen Probleme berühren. Damit weiten sich auch die Aufgaben der ärztlichen Fortbildung aus, weil es darum geht, dem Arzt in dieser Situation des Ungenügens, der schmerzlich erlebten Insuffizienz, brauchbare Hilfen anzubieten.

Die Alternative ist die Beschränkung auf das reine Spezialistentum des Arztes, das Sicheinreihen in eine große Gemeinschaft der Heilberufe, in der er seine spezifische Rolle übernimmt. Damit ist aber die Kunst dahin, wie viele Kreise, die den „Halbgott in Weiß" anprangern, es schon lange wünschen. Unter der Autorität des Arztes will niemand ernstlich einen Halbgott verstehen, der jeder Kritik enthoben wäre. Das wäre ein sehr törichtes Begehren. Er muß aber die Autorität des Wissenden, des Verstehenden und dessen, der Hilfe geben kann, durch Leistung und Verhalten zu erlangen suchen, eine Hilfe, die auch dann noch glaubhaft und wirksam ist, wenn die Mittel des Handwerks und die Möglichkeiten der wissenschaftlichen Medizin versagen.

Es ist zu befürchten, daß diese Aussagen mißverstanden werden und daß ihnen ein längst obsolet gewordenes Elitedenken vorgeworfen wird. Das wäre aber ebenso töricht wie das Streben nach einer Art Vergötterung des ärztlichen Berufs. Man nehme dem Arzt die Aufgabe ab, vor dem unmöglich Erscheinenden nicht zu kapitulieren, wenn die Not des kranken Menschen es erheischt und die Wissenschaft enttäuscht. Dann sind diese Zeilen überflüssig. Solange es aber nicht so ist, und das wird so lange zutreffen, als die Medizin nicht alle ihre Probleme zu lösen vermag, werden wir auch die Pflicht haben, Hilfen für desolate Situationen zu suchen und zu präsentieren, damit der Arzt dem Kranken soweit gerecht wird, wie menschliches Vermögen es nur zuläßt.

Erneut kommt jetzt der Protest, daß man doch versuche, dem Arzt den Mantel des Halbgotts umzuhängen, und erneut muß geantwortet werden, daß es wiederum ein Mißverständnis ist. Ähnliche Probleme haben auch die Angehörigen anderer Berufe, die sich mit dem Menschen beschäftigen, die Pädagogen, die Richter, die Geistlichen. Sie alle bedürfen der Sicht über die Grenzen ihres eigenen Fachgebiets hinaus. Sie müssen alle von den spezifischen Problemen ihrer eigenen beruflichen Tätigkeit ausgehen, so wie wir hier von denen des Arztes. Schließlich müßte jeder Mensch, der in unserem Kulturkreis aktiv mitgestaltend leben möchte, den Horizont seines Berufs, seiner engeren beruflichen Arbeit überschreiten, die Sprache anderer Berufszweige verstehen lernen und aus der Isolierung spezialistischer Weltsicht heraustreten. Er ist nicht verpflichtet, es zu tun. Der Arzt aber ist, ebenso wie Angehörige einiger anderer Berufsgruppen, gehalten, es zu versuchen. Er muß Verständnis dafür haben, daß viele Menschen darunter leiden, kein geistiges Fundament ihres Lebens mehr zu besitzen, daß sich eine neue Mystik entwickelt und daß nicht unerhebliche Teile unserer Jugend in die Gefahr geraten, sich Heilslehren anzuschließen, die unsere Gesellschaft noch mehr zersetzen, als es die stolz gepriesene Pluralität der Anschauungen bereits tut. Es geht hier nicht um Werturteile, nicht darum, hier Lob zu spenden und dort zu tadeln. Es geht einfach um das Verständnis von Vorgängen und Erscheinungen, die auch mit unseren Kranken zu tun haben und die existieren, ob der Arzt davon Kenntnis nimmt oder nicht.

Wie aber sollte es geschehen, daß nun auch die ärztliche Fortbildung, die schon Mühe genug hat, ihre unmittelbare Aufgabe in systematischer und fachgerechter Weise zu erfüllen, sich um die Vermittlung von Kenntnissen auf fremden Gebieten kümmert? Sollte man die hier geschilderten Verhältnisse und die daraus für die ärztliche Fortbildung abgeleiteten Aufgaben überhaupt zu einem so weit gesteckten Ziel in Beziehung bringen? Im Grunde genommen handelt es sich um nichts anderes als um ein besonderes Selbstverständnis des ärztlichen Berufs, das z. T. neu entdeckt, z. T. wiedergewonnen werden soll, das aber auf jeden Fall den Tendenzen unserer Zeit entgegenläuft. Schon deshalb werden große Schwierigkeiten auftreten, und es werden solchen Bemühungen auch Verleumdungen und Feindseligkeiten nicht erspart bleiben.

Wenn die ärztliche Fortbildung jedoch zu der Überzeugung gelangt, daß sie diese Aufgabe anpacken müßte, dann sollte sie nicht gleich mit großen Programmen beginnen, sondern erst einmal das Terrain erforschen, Gesprächsgruppen und Zirkel bilden, um Kollegen zusammenzuführen, die gleiche oder ähnliche Bedürfnisse haben. Im Bereich der Landesärztekammer Hessen wurde vom Präsidenten Dr. Bechtoldt ein solches Unternehmen, wenngleich mit einer etwas anderen Zielsetzung, in Bad Nauheim ins Leben gerufen, die „Bad Nauheimer Gespräche". Dieses Unternehmen hat bis jetzt hervorragende Ergebnisse gebracht. Es werden in Form von Seminaren für einen kleineren Kreis von Interessierten oder als öffentliche Vortragsveranstaltungen für ein größeres Publikum Gespräche mit Experten aus Wissenschaft, Industrie, Wirtschaft und Politik organisiert, wobei besonders aktuelle Themen ausgewählt werden, z. B. „Umweltgestaltung und Umweltschutz im Spannungsfeld zwischen Gesundheits- und Wirtschaftspolitik", „Der § 218 StGB und seine Auslegung", „Tierversuche", „Das behinderte Kind und seine Integration in die Gesellschaft", „Humanität im Krankenhaus" u.v.a. Diese Themen seien als Beispiele dafür genannt, daß die Beschäftigung mit solchen Zeitfragen sehr wohl in die tägliche Berufsausübung des Arztes einfließen kann, obwohl sie nicht zum eigentlichen Fachgebiet gehören. Hier öffnet sich ein Weg für den Arzt, zu einem neuen Selbstverständnis zu gelangen, das in der Forderung nach einer Behandlung des ganzen Menschen bereits eingeschlossen ist. Für die in der ärztlichen Fortbildung Verantwortlichen wäre noch darauf hinzuweisen, daß die Behandlung solcher Themen in der Fortbildung selbst nur mit völliger politischer Neutralität erfolgen darf, denn das Lernziel würde ja außer im Verständnis der unterschiedlichen Haltungen und Bindungen der Patienten ganz allgemein in der Festigung eines echten toleranten Verhaltens des Arztes liegen, das beim Zulassen politischer Tendenzen in den Veranstaltungen aufs höchste gefährdet wäre.

Es sind aber auch andere Wege denkbar. Da wir uns hier ausschließlich mit der ärztlichen Fortbildung befassen, seien Unternehmungen wie die Bad Nauheimer Gespräche nur am Rande vermerkt. Diese haben das Ziel, die Probleme im politischen Raum, in die auch die Ärzteschaft einbezogen ist, in einem größeren Kreis zu diskutieren und für die Anliegen der Ärzte Interesse und Verständnis zu gewinnen. Immerhin bewirken die Gespräche zusätzlich, den teilnehmenden Ärzten den Blick über die Grenzen ihres unmittelbaren beruflichen Wirkens hinaus zu erweitern und in bezug auf das, was uns vorschwebt und das oben erläutert wurde, zumindest Aufmerksamkeit zu erregen.

Die ärztliche Fortbildung kann diese noch etwas unbestimmt definierten Bestrebungen sehr wohl schon in ihren Planungen berücksichtigen. An einem Kongreß über Gerontologie/Geriatrie waren außer Ärzten auch Psychologen und Philosophen (Ethiker) beteiligt; an einem anderen Kongreß mit dem Thema „Veränderungen der natürlichen Umwelt und die menschliche Gesundheit" wirkten auch Biologen, Chemiker und Architekten mit. Sie hatten großes Interesse an der Diskussion mit den Ärzten, aber von ärztlicher Seite war die Teilnahmebereitschaft nicht so groß, als daß man eine baldige Wiederholung des Experiments wagen möchte. Wir haben daraus gelernt, daß noch viel Aufklärungsarbeit zu leisten ist, um die Kollegen zu dieser Erweiterung beruflicher Sicht zu motivieren. Wahrscheinlich fassen die meisten Ärzte die Beschäftigung mit solchen, den Beruf nicht unmittelbar oder nur am Rande betreffenden Fragen als ganz ihrem privaten Bereich zugehörig auf, worum sich die ärztliche Fortbildung nicht zu kümmern habe. Wir haben dem eine andere Meinung gegenübergestellt.

Der Bedarf an der rein fachlichen Fortbildung ist noch sehr groß und wird durch die hohe Zahl frisch approbierter Ärzte, die in den nächsten Jahren die Hochschulen verlassen, an denen ihnen nur ganz geringe Möglichkeiten einer praktischen Ausbildung am Patienten geboten werden, noch steigen. Wir werden demnach gezwungen sein, hochfliegende Pläne in den Schubladen zu lassen, sollten sie aber auf keinen Fall aufgeben. Auch für sie wird die Zeit wieder einmal kommen. Wenn uns nicht ein Fernziel ständig vor Augen schwebt, werden wir der beschriebenen Alternative nicht entgehen und aus dem ärztlichen Beruf eine besondere Spezialdisziplin werden lassen, die zwar in sich reich gegliedert ist, aber doch nur einen Teil der großen Gemeinschaft der Heilberufe darstellt. Daraus kann gewiß eine perfekte Organisation entstehen; die persönliche menschliche Beziehung des Kranken zu seinem Arzt wird aber zum Nachteil des Patienten ebenso gewiß ärmer werden.

Die Vorwürfe weiter Kreise der Öffentlichkeit gegen eine inhuman gewordene Medizin werden aus Beobachtungen gefolgert, die am Verhalten mancher Spezialisten gemacht werden. Deren Tätigkeit ist aber unentbehrlich, und viele Kritiker ermessen nicht, was den Spezialisten im Einzelfall zu verdanken ist. Die Kritiker sehen nur den Mangel, und der ist evident. Er kann aber überwunden werden.

Auch der Spezialist als Arzt ruht auf dem Fundament des Arztseins, dessen Sorge dem Menschen und nicht nur einem seiner Organe allein gilt. Wir wollen nicht bereits Gesagtes wiederholend betonen, daß der ganze Mensch oft nur zu erhalten ist, wenn ein krankes Organ geheilt werden kann. Dann sind Begriff und Forderung einer Ganzheitsbehandlung wertlos. Das sind in der Tat ärztliche Banalitäten.

Aber auch der Spezialist muß von dem ärztlichen Fundament aus in die Tiefe seines Fachgebiets steigen und sich dessen bewußt bleiben. Diese Einstellung wird natürlicherweise erschwert, wenn er sich als Teil eines zusammenwirkenden Ganzen fühlt, der nur seine spezielle Aufgabe übernimmt und das andere den übrigen Teilen überläßt. Das muß zwar so sein, aber nur unter der Bedingung, daß alle diese Teile dem Arztsein zugehören. Der Spezialist ist Teil und Ganzes zugleich. Das hat er oft vergessen.

Man kann auch daran die große Verantwortung ermessen, die auf den Schultern derer lastet, denen die Organisation der ärztlichen Fortbildung anvertraut wurde und denen auch diese Schrift in erster Linie gilt.

Sollten die sehr verwickelten Zusammenhänge, die wir in unserer Abhandlung zu analysieren und darzustellen versuchten, von allen, die sich um die ärztliche Fortbildung redlich und aufopferungsvoll bemühen, als eigene Probleme und Anliegen anerkannt und angenommen werden, so besteht vielleicht die Hoffnung, daß viele von ihnen sich dazu bereit erklären, etwas Ordnung und Zielstrebigkeit in das heute noch chaotische Fortbildungsangebot zu bringen und in der Fortbildung in allererster Linie die Interessen der Patienten und der sie betreuenden Ärzte zu sehen.

Die Erweiterung der ärztlichen Fortbildung über die Grenzen der Medizin hinaus darf nun nicht mehr als Kennzeichen unangemessener, prätentiöser ärztlicher Überheblichkeit gesehen werden, sondern als der Versuch, den Arzt instand zu setzen, trotz seines notwendigen und unentbehrlichen Spezialistentums den ganzen Kranken in seinem Menschsein zu verstehen und für seine Genesung zu beeinflussen.

Das ist gewiß nicht unmöglich, denn es bedarf nur einer auf dieses Ziel gerichteten Haltung, zu der die meisten Ärzte nicht nur fähig, sondern auf die sie auch geistig vorbereitet sind.

Man darf Optimist sein, wenn man selbst etwas dazu tut, daß die optimistischen Erwartungen erfüllt werden. Seien wir also Optimisten!

19 Schlußbemerkungen

Am Schluß einer Gedankenreihe drängt sich ganz von selbst die Frage auf, ob der zu Beginn dieser Arbeit erklärten Absicht auch Genüge getan wurde und ob das, was man sagen wollte, auch den passenden verständlichen Ausdruck gefunden hat.

Es sollten 3 Hauptproblemkreise dargestellt, diskutiert und bewertet werden: Freiwilligkeit der Fortbildung oder Zwang, Fortbildungsziele und Methoden der Fortbildung und ihre Bewertung.

Die Freiwilligkeit in ihrer bedingten Form, wie sie in der Bundesrepublik Deutschland vorherrscht, wurde als die wahrscheinlich vernünftigste und effektivste Regelung der allgemeinen Fortbildungsverpflichtung anerkannt. Die Akten darüber sind aber noch nicht geschlossen.

Die Fortbildungsziele orientieren sich in erster Linie an den Bedürfnissen des Patienten. Sie sind auf dessen optimale Versorgung gerichtet. Aber wir haben noch ein weiteres Ziel in diese Betrachtungsweise eingebracht, das ist die Einheit des ärztlichen Berufs.

Sie wurde zwar als solche nicht expressis verbis genannt, aber es war unschwer zu erkennen, daß diese Einheit bei unseren Überlegungen vorausgesetzt wurde.

Eine Einheit trotz der Notwendigkeit einer weiteren Spezialisierung vorauszusetzen, erscheint widersprüchlich. Sie beruht weniger auf dem allen ärztlichen Berufsgruppen gemeinsamen Medizinstudium als auf der Berufsethik und dem kodifizierten Berufsrecht.

Das einheitliche Band des ethisch bedingten beruflichen Verhaltens ist stärker als alle zentrifugalen Kräfte der Spezialisierung. Es ist eine geistige Einheit, die zu erhalten und zu festigen auch eine Aufgabe einer organisierten systematischen Fortbildung ist, wie sie hier dargestellt wurde.

Das Zusammenführen der verschiedenen Gebiete in der Behandlung gemeinsam interessierender Themen und in der Beschäftigung mit allgemeinen Fragen der vielen Disziplinen der komplexen Wissenschaft vom Menschen dient letzten Endes doch dem eigentlichen Ziel der ärztlichen Fortbildung, dem Patienten, der mit der inneren Bereicherung seiner Ärzte nur selbst gewinnen kann.

Das ist kein Elitedenken, sondern eine versuchte Optimierung der primären ärztlichen Aufgabe.

Der 3. Problemkreis ist die Evaluation der Fortbildung. An diesem Punkt setzt die Forderung nach einer wissenschaftlichen Begleitung und laufender Verarbeitung aller Fortbildungsaktivitäten ein, wodurch diese nicht nur inhaltlich und in ihrer Wirksamkeit verbessert, also effektiver, sondern auch ökonomisch vernünftig gestaltet, also effizienter, werden sollen.

Bei dieser Forderung angelangt, müssen wir abbrechen, denn die Voraussetzung für die Erfüllbarkeit des Begehrens ist die Bereitstellung der notwendigen Geldmittel. Gesellschaft und Ärzteschaft müssen entscheiden, ob das Gesamtproblem und seine Lösung den Aufwand lohnen. Auch hier bleibe ich Optimist.

Anhang A. Empfehlungen für die Ausgestaltung von Fortbildungsveranstaltungen (Kurzfassung)

Arbeitsgemeinschaft der Akademien für ärztliche Fortbildung und der Fortbildungsbeauftragten der Ärztekammern, in deren Bereich sich keine Akademie befindet

Die Landesärztekammern haben den gesetzlichen Auftrag, dafür zu sorgen, daß ihre Mitglieder ihrer Verpflichtung zur ständigen Fortbildung nachkommen können.

Die für die ärztliche Fortbildung gewonnenen Referenten, Tagungs- und Diskussionsleiter bieten ihre Mitarbeit in der Fortbildung freiwillig an, sie leisten sie neben ihrer hauptberuflichen Tätigkeit. Viele haben bereits große Erfahrung mit den verschiedenen Formen und Methoden der ärztlichen Fortbildung gesammelt, professionelle Fortbildungslehrer gibt es jedoch nicht.

Daher hat die „Arbeitsgemeinschaft der Akademien" einige Richtlinien als Hilfestellung für die Organisatoren von Fortbildungsveranstaltungen und die Referenten herausgegeben, die den erfahrenen unter ihnen zwar vertraut sind, aber doch immer wieder anzutreffende Fehler ansprechen.

Das Ziel ist, das ärztliche Verhalten und die ärztliche Tätigkeit dem Stand der wissenschaftlichen Entwicklung anzupassen und nicht nur das kognitive Wissen des Arztes zu vermehren. Die folgende Kurzfassung enthält stichwortartig die wichtigsten dieser Empfehlungen der Arbeitsgemeinschaft.

1 Für alle Fortbildungsveranstaltungen gilt gleichermaßen:

1.1 Teilnehmer
Sie sind keine Studenten. Sie bringen meist jahre- oder jahrzehntelange ärztliche Erfahrung mit. Das ist bei der Vorbereitung und Durchführung jeder Veranstaltung zu bedenken.

1.2 Vortrag
Höchstens 30 Minuten Dauer (in Ausnahmefällen eine längere Zeit, zu unterbrechen durch Zusammenfassungen), klare Gliederung, Lernziele definieren, am Anfang nennen und während des Vortrags und am Schluß zusammenfassend wiederholen. Vortragen, nicht vorlesen.

1.3 Diskussion
Dieselbe Zeit wie für den Vortrag einplanen,
Diskussionsleiter bestimmen,
strukturieren,
Lernziele wiederholen, die wichtigsten Abbildungen wiederholen.

1.4 Tischvorlagen
Zusammenstellung aller Kurzfassungen der Referate – keine Inhaltsangabe, sondern Merksätze, Tabellen, Schaubilder (ca. 2 Schreibmaschinenseiten je Kurzfassung);
zusammenheften mit Programmen, Referentenverzeichnis, sonstigen Hinweisen, ausreichend Platz für Notizen lassen;
vor Beginn der Veranstaltung ausgeben.

1.5 Andere Hilfsmittel
1.5.1 Dias und Folien
Ihre Anzahl pro Vortrag auf die notwendige Zahl beschränken,
nur zur Ergänzung, Erklärung des Gesprochenen einsetzen.
Übersichtlich gestalten:
maximal 7 Zeilen untereinander geschriebener Text,
Text in ausreichend großen Buchstaben und in deutscher Sprache,
Zahl der dargestellten Kurven gering halten,
Fotos und Röntgenbilder von guter Qualität und übersichtlich, Feinheiten in Ausschnitten verdeutlichen.

1.5.2 Filme und Videodarstellungen
Kurze Ausschnitte dienen der Erklärung von Handgriffen, Techniken, Bewegungsabläufen.
Ganze Filme oder Videodarstellungen können zur Ergänzung einer Fortbildungsveranstaltung in den Pausen oder am Anfang oder am Schluß gezeigt werden.
In einigen Gebieten z. B. der Chirurgie, bieten sich Filmseminare an.

2 Spezielle Anforderungen an unterschiedliche Fortbildungsveranstaltungen

Die Veranstaltungsform ist je nach Thema, Lernziel, Teilnehmerzahl und -zusammensetzung zu wählen.

2.1 Seminare
Sie behandeln ein geschlossenes Thema,
dienen der Vermittlung neuer wissenschaftlicher Ergebnisse oder umfas-

sender Kenntnisse über ein besonderes Gebiet von praktischer Bedeutung für die Teilnehmer.

Empfehlungen:
Teilnehmerzahl begrenzen,
Lernziele klar definieren und im Vortrag und in der Diskussion wiederholen, aktive Mitarbeit der Teilnehmer fördern,
Fallbeispiele besprechen (eigene Fälle der Teilnehmer – in der Einladung darauf hinweisen – oder vorbereitete Fälle),
Videoeinlagen zur Darstellung bestimmter Situationen am Patienten oder von Bewegungsabläufen,
Tischvorlagen ausgeben,
Wiederholung der Lernziele des Seminars mit vorbereiteten Fragebogen und Besprechen der Antworten (Selbstprüfung der Teilnehmer).

2.2 Workshops
Kleine Gruppen,
einander bekannte Teilnehmer,
Kenntnis des Gruppenleiters über die Zusammensetzung des Auditoriums, bekannte Grundlagen des zu bearbeitenden Stoffs – ermöglicht intensivstes Lernen und sofortige sachliche Erörterung des Themas.

2.3 Fallseminare
Praxisorientierte Fortbildung mit Fallbesprechungen in Krankenhäusern oder in Fortbildungsveranstaltungen zur Besprechung eigener Fälle mit Experten;
fördern die Zusammenarbeit zwischen Klinik und Praxis.
Methodische Leitlinien:
Patientenuntersuchung und differentialdiagnostische Erwägungen,
Planung und Durchführung diagnostischer Maßnahmen,
Therapie und Ablauf der Gesamtbetreuung des Patienten,
Erfolg der getroffenen Maßnahmen.

Anhang B. Synopse der Akademien für ärztliche Fortbildung (Stand Juni 1984)

Name	Baden-Württemberg Akademie für ärztliche Fortbildung der Bezirksärztekammer Nordbaden
Gründungsjahr	1970
Rechtsform	Einrichtung der Bezirksärztekammer Nordbaden
Träger	Bezirksärztekammer Nordbaden
Besondere Mitgliedschaft	Nein, alle Kammerangehörigen
Aufgabe lt. Statut	Berufliche Fortbildung der Kammerangehörigen fördern, Empfehlungen über die erforderliche Fortbildung für alle Arztgruppen, Fortbildungsveranstaltungen durchführen
Organe	Vorstand; Vorsitzender ist der jeweilige Präsident, Vizepräsident und 3 Beisitzer von Delegiertenversammlung auf 5 Jahre gewählt
Satzung der Akademie	Statut und Geschäftsordnung
Beratungsgremien für einzelne Fachdisziplinen	Nicht ausdrücklich vorgesehen
Zusammenarbeit mit anderen Organisationen	Ja, statutenmäßig vorgesehen
Organisation eigener Fortbildungsveranstaltungen	Ja
Herausgabe von Katalogen	Ja
Eigenes Personal, Büro, Gebäude, Einrichtungen	
Fortbildungsnachweise a) Nachweis der Teilnahme b) Kontrollen mit Fragebögen c) sonstige Nachweise	Ja Testatheft
Teilnehmergebühren	Keine

Name	Baden-Württemberg Akademie für ärztliche Fortbildung der Bezirksärztekammer Südbaden
Gründungsjahr	1976
Rechtsform	Einrichtung der Bezirksärztekammer Südbaden
Träger	Bezirksärztekammer Südbaden
Besondere Mitgliedschaft	Nein, alle Kammerangehörigen
Aufgabe lt. Statut	Wie Nordbaden, dazu für Angehörige der Hilfsberufe, Pläne für die Fortbildung der Helferberufe, eigene Fortbildungsveranstaltungen
Organe	Wie Nordbaden, Wahlperiode entspricht der der Delegiertenversammlung
Satzung der Akademie	Statut
Beratungsgremien für einzelne Fachdisziplinen	Nicht ausdrücklich vorgesehen
Zusammenarbeit mit anderen Organisationen	Ja, statutenmäßig vorgesehen
Organisation eigener Fortbildungsveranstaltungen	Ja
Herausgabe von Katalogen	Fortbildungskalender, 2mal jährlich
Eigenes Personal, Büro Gebäude, Einrichtungen	Nein
Fortbildungsnachweise a) Nachweis der Teilnahme b) Kontrollen mit Fragebögen c) sonstige Nachweise	Ja Testatheft
Teilnehmergebühren	Keine

Name	Baden-Württemberg Akademie für ärztliche Fortbildung der Bezirksärztekammer Nord- und Südwürttemberg
Gründungsjahr	1974
Rechtsform	Untergliederung der Bezirksärztekammer Nord- und Südwürttemberg
Träger	Bezirksärztekammer Nord- und Südwürttemberg
Besondere Mitgliedschaft	Nein, alle Kammerangehörigen
Aufgabe lt. Statut	Laufende Fortbildung der Ärzte und der medizinischen Assistenzberufe
Organe	Vorstand: Akademieausschuß, von Delegiertenversammlung gewählt, Vorsitzender der jeweilige Präsident der Bezirksärztekammer, Stellvertreter von Delegiertenversammlung gewählt
Satzung der Akademie	Statut und Geschäftsordnung
Beratungsgremien für einzelne Fachdisziplinen	Ja, z. T.
Zusammenarbeit mit anderen Organisationen	Ja
Organisation eigener Fortbildungsveranstaltungen	Ja
Herausgabe von Katalogen	Nein
Eigenes Personal, Büro, Gebäude, Einrichtungen	Nein, wird von der Geschäftsstelle der Bezirksärztekammer mitversorgt
Fortbildungsnachweise a) Nachweis der Teilnahme b) Kontrollen mit Fragebögen c) sonstige Nachweise	Ja Testatheft gemeinsam für Nord- und Südwürttemberg Nein Ja, Einzeltestate für bestimmte Seminare
Teilnehmergebühren	Ja, zwischen 20,- und 35,- DM/Tag, kostendeckend

Name	Bayerische Akademie für ärztliche Fortbildung
Gründungsjahr	1976 (1979)
Rechtsform	Ausschuß der Bayerischen Landesärztekammer
Träger	Bayerische Landesärztekammer
Besondere Mitgliedschaft	Nein, alle Kammerangehörigen
Aufgabe lt. Statut	Gegenseitige thematische, zeitliche und methodische Abstimmung der Fortbildung in Bayern, Erarbeitung von aktuellen Themen, Vorschläge für Effizienzkontrollen, Gewinnung von Referenten
Organe	Akademieausschuß, besteht aus je 1 Vertreter der 8 Bezirksverbände, dazu 3 Mitglieder vom Vorstand der LÄK berufen, wählen den Vorsitzenden, Entscheidungsorgan der LÄK-Vorstand
Satzung der Akademie	Satzung
Beratungsgremien für einzelne Fachdisziplinen	Ja
Zusammenarbeit mit anderen Organisationen	Ja, ergibt sich aus der Zusammensetzung der Akademie und den satzungsmäßigen Aufgaben
Organisation eigener Fortbildungsveranstaltungen	Nach den Aufgaben der Akademie: nein
Herausgabe von Katalogen	Jährlich Referentenverzeichnis und von der Akademie empfohlene Themen
Eigenes Personal, Büro, Gebäude, Einrichtungen	Ja
Fortbildungsnachweise a) Nachweis der Teilnahme b) Kontrollen mit Fragebögen c) sonstige Nachweise	Verschickt Fragebögen über Wissensnachweis
Teilnehmergebühren	

Name	Akademie für ärztliche Fortbildung in der Ärztekammer Berlin
Gründungsjahr	1931–1945, 1952
Rechtsform	Einrichtung der Ärztekammer Berlin
Träger	Ärztekammer Berlin
Besondere Mitgliedschaft	Nein, die Satzung der Akademie versteht unter Mitgliedern die Personen, die die Akademie bilden
Aufgabe lt. Statut	Förderung der Fortbildung der Ärzte als der Akademie übertragene Kammeraufgabe. Eigene Fortbildungsveranstaltungen
Organe	Die Mitglieder der Akademie werden von der Delegiertenversammlung gewählt, die ihrerseits den Vorsitzenden, stellvertretenden Vorsitzenden, Schriftführer und Schatzmeister wählen
Satzung der Akademie	Geschäftsordnung
Beratungsgremien für einzelne Fachdisziplinen	Ja, durch Kooptierung zum Vorstand
Zusammenarbeit mit anderen Organisationen	Ja, ergibt sich aus den Befugnissen des Vorstands
Organisation eigener Fortbildungsveranstaltungen	Ja
Herausgabe von Katalogen	Nein
Eigenes Personal, Büro, Gebäude, Einrichtungen	Ja, Personal, Büro
Fortbildungsnachweise a) Nachweis der Teilnahme b) Kontrollen mit Fragebögen c) sonstige Nachweise	Ja Nachweishefte Bescheinigungen erforderlich
Teilnehmergebühren	Nur bedingt (z. B. EKG-Kursus)

Name	Akademie für ärztliche Fortbildung und Weiterbildung der Landesärztekammer Hessen
Gründungsjahr	1970
Rechtsform	Einrichtung der LÄK Hessen
Träger	Landesärztekammer Hessen
Besondere Mitgliedsclaft	Ja, freiwillige Mitgliedsclaft mit besonderer Fortbildungsverpflichtung, darüber hinaus alle Kammerangehörigen
Aufgabe lt. Statut	Fort- und Weiterbildung der Kammerangehörigen fördern, Richtlinien für den erforderlichen Umfang der Fort- und Weiterbildung für alle Arztgruppen, Fort- und Weiterbildungsveranstaltungen, besonders Seminare durchführen
Organe	Delegiertenversammlung, Präsidium der LÄK, Vorstand der Akademie, Sektionsvorstände; Vorsitzender, stellvertretender Vorsitzender und 6 Beisitzer von Delegiertenversammlung auf 6 Jahre gewählt, davon je 2 von KV Hessen benannt. Sektionsvorstand vom Präsidium vorgeschlagen, von Delegiertenversammlung bestätigt
Satzung der Akademie	Statut und Satzung
Beratungsgremien für einzelne Fachdisziplinen	Ja, Sektionsvorstände, entsprechend der Weiterbildungsordnung einschl. der Teilgebiete
Zusammenarbeit mit anderen Organisationen	Ja, satzungsmäßig mit Deutscher Akademie für medizinische Fortbildung u. a.
Organisation eigener Fortbildungsveranstaltungen	Ja, Hauptaufgabe der Akademie
Herausgabe von Katalogen	Ja, Jahreskatalog mit allen Veranstaltungen
Eigenes Personal, Büro, Gebäude, Einrichtungen	Ja, Personal, Gebäude, Einrichtungen
Fortbildungsnachweise a) Nachweis der Teilnahme b) Kontrollen mit Fragebögen c) sonstige Nachweise	Ja Teilnahmenachweishefte, für Mitglieder und andere Kammerangehörige getrennt in einzelnen Veranstaltungen ja
Teilnehmergebühren	Für Mitglieder sind alle Veranstaltungen mit wenigen Ausnahmen mit dem Beitrag abgegolten, manche Veranstaltungen sind für alle frei. Gebühren: DM 30,vormittags; DM 50,- ganztags

Name	Akademie für ärztliche Fortbildung Niedersachsen
Gründungsjahr	1974
Rechtsform	Stiftung des bürgerlichen Rechts
Träger	Ärztekammer Niedersachsen (ÄKN) und Kassenärztliche Vereinigung Niedersachsen (KVN)
Besondere Mitgliedschaft	Keine
Aufgabe lt. Statut	Die Akademie verfolgt ausschließlich und unmittelbar gemeinnützige und wissenschaftliche Zwecke. Aufgabe der Akademie ist es, bei den Aufgaben der ÄK Niedersachsen gemäß § 10 Abs. 1 Nr. 3 HKG, die Fortbildung der Angehörigen der ÄKN zu fördern und bei den Aufgaben der KVN, die Fortbildung der Ärzte auf dem Gebiet der kassenärztlichen Tätigkeit durchzuführen, mitzuwirken. Zur Erfüllung ihres Zweckes trifft die Akademie alle geeigneten Maßnahmen, um den Fortbildungsgedanken in der Ärzteschaft zu stärken und die Ärzte in die Lage zu versetzen, sich entsprechend § 4 der Berufsordnung der ÄKN beruflich fortzubilden.
Organe	1. Vorstand, 2. Kuratorium, 3. Erweiterter Vorstand, 4. Wissenschaftlicher Beirat zu 1. Kammerversammlung ÄKN wählt 1. Vorsitzenden und 2 Beisitzer, KVN stellvertretenden Vorsitzenden und 1 Beisitzer zu 2. Präsident ÄKN, 1. Vorsitzender KVN, Geschäftsführender Arzt ÄKN, Hauptgeschäftsführer KVN, Finanzausschußvorsitz von ÄKN und KVN zu 3. Vorstand, Kuratorium und 11 Beauftragte der Bezirksstellen zu 4. Vertreter der Fachdisziplinen
Satzung der Akademie	Satzung in der Fassung vom 7.6.1983
Beratungsgremien für einzelne Fachdisziplinen	Wissenschaftlicher Beirat
Zusammenarbeit mit anderen Organisationen	Ja, mit Hochschulen und Kliniken
Organisation eigener Fortbildungsveranstaltungen	Ja
Herausgabe von Katalogen	Ja, jährlich für den Zeitraum Oktober bis Juni
Eigenes Personal, Büro, Gebäude, Einrichtungen	Ja
Fortbildungsnachweise a) Nachweis der Teilnahme b) Kontrollen mit Fragebögen c) sonstige Nachweise	Ja Durch Teilnahmebescheinigungen Vereinzelt Keine
Teilnehmergebühren	Werden vom Vorstand im Einzelfall festgelegt

Name	Akademie für ärztliche Fortbildung der Ärztekammer Nordrhein, seit 1985: Nordrhein. Akademie für ärztliche Fort- u. Weiterbildung.
Gründungsjahr	1979
Rechtsform	Einrichtung der Ärztekammer Nordrhein
Träger	Ärztekammer Nordrhein und Kassenärztliche Vereinigung Nordrhein
Besondere Mitgliedschaft	Nein
Aufgabe lt. Statut	Die berufliche Fortbildung der Ärzte in Nordrhein fördern, die Veranstalter ärztlicher Fortbildung in den Regionen und Fachgebieten beraten und unterstützen, Fortbildung im Kammerbereich koordinieren
Organe	Vorsitzender: Präsident oder anderes Mitglied des Vorstandes der ÄKN, stellvertretender Vorsitzender: Mitglied des Vorstandes der KVN, Vorsitzender, Fortbildungsausschuß, Vertreter der klinischen Medizin und Kassenarzt von KVN zu bestimmen. Aufgaben führt der F.-Ausschuß durch, sofern diese nicht dem Vorstand der Akademie obliegen.
Satzung der Akademie	Statut
Beratungsgremien für einzelne Fachdisziplinen	Ja, Sachverständige vom Ausschuß bestimmt
Zusammenarbeit mit anderen Organisationen	Ja, ergibt sich aus den Aufgaben
Organisation eigener Fortbildungsveranstaltungen	Ja, Akademie, insbesondere Fortbildungsausschuß
Herausgabe von Katalogen	Nein, Einzelprogramme
Eigenes Personal, Büro, Gebäude, Einrichtungen	Ja, Personal und Büroräume
Fortbildungsnachweise a) Nachweis der Teilnahme b) Kontrollen mit Fragebögen c) sonstige Nachweise	Ja Leporelloverfahren Falls im Einzelfall geeignet
Teilnehmergebühren	In Einzelfällen (DM 20,-- DM 200,-)

Name	Stiftung Akademie für ärztliche Fortbildung in Rheinland-Pfalz
Gründungsjahr	1972
Rechtsform	Öffentliche Stiftung des bürgerlichen Rechts
Träger	LÄK Rheinland-Pfalz, Bezirksärztekammer Koblenz, Pfalz, Rheinhessen, Trier, ebenso die 4 Kassenärztlichen Vereinigungen
Besondere Mitgliedschaft	Nein, für alle in Rheinland-Pfalz den Beruf ausübenden Ärzte und medizinischen Assistenzberufe
Aufgabe lt. Statut	Fortbildung der Kammerangehörigen fördern, Vermittlung wissenschaftlicher Erkenntnisse und praktischer Erfahrungen der in medizinischen Assistenzberufen Tätigen
Organe	Kuratorium und Vorstand; Kuratorium: Präsident der LÄK Rheinland-Pfalz, jeweils 1 Vorsitzender der 4 Bezirksärztekammern und der Kassenärztlichen Vereinigungen; Kuratorium kann bis 6 Mitglieder zuwählen; Kuratorium wählt den Vorstand der Akademie auf 5 Jahre
Satzung der Akademie	Satzung
Beratungsgremien für einzelne Fachdisziplinen	Ja
Zusammenarbeit mit anderen Organisationen	Ja
Organisation eigener Fortbildungsveranstaltungen	Ja
Herausgabe von Katalogen	Ja
Eigenes Personal, Büro, Gebäude, Einrichtungen	Ja, Akademiegebäude, Personal, Einrichtungen
Fortbildungsnachweise a) Nachweis der Teilnahme b) Kontrollen mit Fragebögen c) sonstige Nachweise	Ja freiwillige Nutzung des offiziellen Fortbildungsnachweises (Testatkarte) Aussendung von Fragebögen zur Förderung der Fortbildung
Teilnehmergebühren	Ja, bei bestimmten Veranstaltungen

Name	Akademie für medizinische Fortbildung in der Ärztekammer Schleswig-Holstein
Gründungsjahr	1977
Rechtsform	Organisatorisch selbständige Einrichtung der Ärztekammer Schleswig-Holstein
Träger	Ärztekammer Schleswig-Holstein
Besondere Mitgliedschaft	Nein, für alle Kammerangehörigen und medizinischen Assistenzberufe
Aufgabe lt. Statut	Fortbildungsveranstaltungen der Kreisausschüsse und Ärztevereine fördern, Fortbildungsseminare durchführen, neue Verfahren und Formen der medizinischen Fortbildung erarbeiten und erproben, Durchführung von Fortbildungsveranstaltungen für medizinische Assistenzberufe
Organe	Akademievorstand, Akademiebeirat
Satzung der Akademie	Satzung
Beratungsgremien für einzelne Fachdisziplinen	Ja, Akademiebeirat Der Akademiebeirat ist mit Vertretern der Fachdisziplinen besetzt
Zusammenarbeit mit anderen Organisationen	Ja
Organisation eigener Fortbildungsveranstaltungen	Ja, als wesentliche Aufgabe
Herausgabe von Katalogen	Ja- Jahresprogramm und Einzeleinladungen
Eigenes Personal, Büro, Gebäude, Einrichtungen	Ja, Akademiegebäude, Personal, entsprechende Einrichtungen und eigene Geschäftsstelle
Fortbildungsnachweise a) Nachweis der Teilnahme b) Kontrollen mit Fragebögen c) sonstige Nachweise	Ja Teilnahmebestätigung Gelegentlich
Teilnehmergebühren	Ja, je nach Art des Seminartyps und der Zielgruppe

Name	Akademie für ärztliche Fortbildung der Ärztekammer Westfalen-Lippe
Gründungsjahr	1975
Rechtsform	Einrichtung der Ärztekammer Westfalen-Lippe
Träger	Ärztekammer Westfalen-Lippe
Besondere Mitgliedschaft	Ja, Einzelmitgliedschaft in der Akademie für alle Kammerangehörigen
Aufgabe lt. Statut	Berufliche Fortbildung der Kammerangehörigen fördern, Veranstaltungen für alle Arztgruppen durchführen, auch für medizinische Assistenzberufe anbieten
Organe	Kammerversammlung, Kammervorstand, Vorstand der Akademie, Sektionsvorstände Akademievorstand: 1. und 2. Vorsitzender und 3 Beisitzer von der Kammerversammlung gewählt, 2 weitere Beisitzer von der KV benannt
Satzung der Akademie	Satzung vom 19.04.1975
Beratungsgremien für einzelne Fachdisziplinen	Ja, Sektionsvorstände, z. Z. 18
Zusammenarbeit mit anderen Organisationen	Ja
Organisation eigener Fortbildungsveranstaltungen	Ja
Herausgabe von Katalogen	Ja
Eigenes Personal, Büro, Gebäude, Einrichtungen	Büro, Personal
Fortbildungsnachweise a) Nachweis der Teilnahme b) Kontrollen mit Fragebögen c) sonstige Nachweise	Ja Im Akademiemitgliedschaftsleporello Nein Nein
Teilnehmergebühren	Beitrag für Mitglieder, Höhe wird von der Kammerversammlung festgesetzt, Nichtmitglieder zahlen Eintrittsgelder zu den einzelnen Veranstaltungen, die nach Länge und Umfang der Veranstaltung gestaffelt sind

Akademie	Gründungs-jahr	Rechtsform
Nordbaden	1970	Einrichtung der Bezirksärztekammer Nordbaden
Südbaden	1976	Einrichtung der Bezirksärztekammer Südbaden
Nord- und Südwürttemberg	1974	Untergliederung der Bezirksärztekammer Nord- und Südwürttemberg
Bayern	1976 (1979)	Ausschuß der Bayerischen Landesärztekammer
Berlin	1931–1945 1952	Einrichtung der Ärztekammer Berlin
Hessen	1970	Einrichtung der Landesärztekammer Hessen
Niedersachsen	1974	Stiftung des bürgerlichen Rechts
Nordrhein	1979	Einrichtung der Ärztekammer Nordrhein
Rheinland-Pfalz	1972	Öffentliche Stiftung des bürgerlichen Rechts
Schleswig-Holstein	1977	Organisatorisch selbständige Einrichtung der Ärztekammer Schleswig-Holstein
Westfalen-Lippe	1975	Einrichtung der Ärztekammer Westfalen-Lippe

Akademie	Träger	Besondere Mitgliedschaft
Nordbaden	Bezirksärztekammer Nordbaden	Nein, alle Kammerangehörigen
Südbaden	Bezirksärztekammer Südbaden	Nein, alle Kammerangehörigen
Nord- und Südwürttemberg	Bezirksärztekammer Nord- und Südwürttemberg	Nein, alle Kammerangehörigen
Bayern	Bayerische Landesärztekammer	Nein, alle Kammerangehörigen
Berlin	Ärztekammer Berlin	Nein, Die Satzung versteht unter Mitgliedern die Personen, die die Akademie bilden
Hessen	LÄK Hessen	Ja, freiwillige Mitgliedschaft mit besonderer Fortbildungsverpflichtung, darüber hinaus alle Kammerangehörigen
Niedersachsen	Ärztekammer Niedersachsen (ÄKN) und Kassenärztliche Vereinigung Niedersachsen (KVN)	Keine
Nordrhein	ÄK Nordrhein und Kassenärztliche Vereinigung Nordrhein	Nein
Rheinland-Pfalz	LÄK Rheinland-Pfalz, Bezirksärztekammer Koblenz, Pfalz, Rheinhessen, Trier, ebenso die 4 Kassenärztlichen Vereinigungen	Nein, für alle in Rheinland-Pfalz den Beruf ausübenden Ärzte und medizinische Assistenzberufe
Schleswig-Holstein	ÄK Schleswig-Holstein	Nein, für alle Kammerangehörigen und medizinischen Assistenzberufe
Westfalen-Lippe	ÄK Westfalen-Lippe	Ja, Einzelmitgliedschaft in der Akademie für alle Kammerangehörigen

Akademie	Aufgabe lt. Statut
Nordbaden	Berufliche Fortbildung der Kammerangehörigen fördern. Empfehlungen über die erforderliche Fortbildung für alle Arztgruppen Fortbildungsveranstaltungen durchführen
Südbaden	Wie Nordbaden, dazu für Angehörige der Hilfsberufe, Pläne für die Fortbildung der Helferberufe, eigene Fortbildungsveranstaltungen
Nord- und Südwürttemberg	Laufende Fortbildung der Ärzte und der medizinischen Assistenzberufe
Bayern	Gegenseitige thematische, zeitliche und methodische Abstimmung der Fortbildung in Bayern, Erarbeitung von aktuellen Themen, Vorschläge für Effizienzkontrollen, Gewinnung von Referenten
Berlin	Förderung der Fortbildung der Ärzte als der Akademie übertragene Kammeraufgabe. Eigene Fortbildungsveranstaltungen
Hessen	Fort- und Weiterbildung der Kammerangehörigen fördern, Richtlinien für den erforderlichen Umfang der Fort- und Weiterbildung für alle Arztgruppen, Fort- und Weiterbildungsveranstaltungen, v. a. Seminare durchführen
Niedersachsen	Die Akademie verfolgt ausschließlich und unmittelbar gemeinnützige und wissenschaftliche Zwecke. Aufgabe der Akademie ist es, bei den Aufgaben der ÄK Niedersachsen gemäß § 10 Abs. 1 Nr. 3 HKG, die Fortbildung der Anhörigen der ÄKN zu fördern und bei den Aufgaben der KVN, die Fortbildung der Ärzte auf dem Gebiet der kassenärztlichen Tätigkeit durchzuführen, mitzuwirken. Zur Erfüllung ihres Zwecks trifft die Akademie alle geeigneten Maßnahmen, um den Fortbildungsgedanken in der Ärzteschaft zu stärken und die Ärzte in die Lage zu versetzen, sich entsprechend § 4 der Berufsordnung der ÄKN beruflich fortzubilden.
Nordrhein	Die berufliche Fortbildung der Ärzte in Nordrhein fördern, die Veranstalter ärztlicher Fortbildung in den Regionen und Fachgebieten beraten und unterstützen, Fortbildung im Kammerbereich koordinieren
Rheinland-Pfalz	Fortbildung der Kammerangehörigen fördern, Vermittlung wissenschaftlicher Erkenntnisse und praktischer Erfahrungen der in medizinischen Assistenzberufen Tätigen
Schleswig-Holstein	Fortbildungsveranstaltungen der Kreisausschüsse und Ärztevereine fördern, Fortbildungsseminare durchführen, neue Verfahren und Formen der medizinischen Fortbildung erarbeiten und erproben, Durchführung von Fortbildungsveranstaltungen für medizinische Assistenzberufe
Westfalen-Lippe	Berufliche Fortbildung der Kammerangehörigen fördern, Veranstaltungen für alle Arztgruppen durchführen, auch für medizinische Assistenzberufe anbieten

Akademie	Organe
Nordbaden	Vorstand: Vorsitzender ist der jeweilige Präsident, Vizepräsident und 3 Beisitzer, von der Delegiertenversammlung auf 5 Jahre gewählt
Südbaden	Wie Nordbaden, die Wahlperiode entspricht der der Delegiertenversammlung
Nord- und Südwürttemberg	Vorstand: Akademieausschuß, von Delegiertenversammlung gewählt, Vorsitzender ist der jeweilige Präsident der Bezirksärztekammer, der Stellvertreter wird von der Delegiertenversammlung gewählt
Bayern	Akademieausschuß: besteht aus je 1 Vertreter der 8 Bezirksverbände, dazu 3 Mitglieder vom Vorstand der LÄK berufen, diese wählen den Vorsitzenden, Entscheidungsorgan ist der LÄK-Vorstand
Berlin	Die Mitglieder der Akademie werden von der Delegiertenversammlung gewählt, die ihrerseits den Vorsitzenden, stellvertretenden Vorsitzenden, Schriftführer und Schatzmeister wählen
Hessen	Delegiertenversammlung, Präsidium der LÄK, Vorstand der Akademie, Sektionsvorstände; Vorsitzender, stellvertretender Vorsitzender und 6 Beisitzer werden von der Delegiertenversammlung auf 6 Jahre gewählt, davon je 2 von der Kassenärztlichen Vereinigung Hessen benannt. Die Sektionsvorstände werden vom Präsidium vorgeschlagen, von der Delegiertenversammlung bestätigt
Niedersachsen	1. Vorstand, 2. Kuratorium, 3. Erweiterter Vorstand, 4. Wissenschaftlicher Beirat zu 1. Kammerversammlung ÄKN wählt 1. Vorsitzenden und 2 Beisitzer, KVN stellvertretenden Vorsitzenden und 1 Beisitzer zu 2. Präsident ÄKN, 1. Vorsitzender KVN, Geschäftsführender Arzt ÄKN, Hauptgeschäftsführer KVN, Finanzausschußvorsitzender von ÄKN und KVN zu 3. Vorstand, Kuratorium und 11 Beauftragte der Bezirksstellen zu 4. Vertreter der Fachdisziplinen
Nordrhein	Vorsitzender ist der Präsident oder ein anderes Mitglied des Vorstands der ÄKN, der stellvertretende Vorsitzende ist Mitglied des Vorstands der KVN, Vorsitzender Fortbildungsausschuß, Vertreter der klinischen Medizin und Kassenarzt von KVN zu bestimmen. Aufgaben führt der Hauptgeschäftsführer durch, sofern diese nicht dem Vorstand der Akademie obliegen
Rheinland-Pfalz	Kuratorium und Vorstand. Kuratorium: Präsident der LÄK Rheinland-Pfalz, jeweils 1 Vorsitzender der 4 Bezirksärztekammern und der Kassenärztlichen Vereinigungen, das Kuratorium kann bis 6 Mitglieder zuwählen. Das Kuratorium wählt den Vorstand der Akademie auf 5 Jahre
Schleswig-Holstein	Akademievorstand, Akademiebeirat
Westfalen-Lippe	Kammerversammlung, Kammervorstand, Vorstand der Akademie, Sektionsvorstände. Akademievorstand: 1. und 2. Vorsitzender und 3 Beisitzer von der Kammerversammlung gewählt, 2 weitere Beisitzer von der Kassenärztlichen Vereinigung benannt.

Akademie	Satzung der Akademie	Beratungsgremien für einzelne Fachdisziplinen	Zusammenarbeit mit anderen Organisationen
Nordbaden	Statut und Geschäftsordnung	Nicht ausdrücklich vorgesehen	Ja, statutenmäßig vorgesehen
Südbaden	Statut	Wie Nordbaden	Wie Nordbaden
Nord- und Südwürttemberg	Statut und Geschäftsordnung	Ja, z. T.	Ja
Bayern	Satzung	Ja	Ja, ergibt sich aus der Zusammensetzung der Akademie und den satzungsmäßigen Aufgaben
Berlin	Geschäftsordnung	Ja, durch Kooptierung zum Vorstand	Ja, ergibt sich aus den Befugnissen des Vorstands
Hessen	Statut und Satzung	Ja, Sektionsvorstände entsprechend der Weiterbildungsordnung einschl. der Teilgebiete	Ja, satzungsmäßig mit Deutscher Akademie für medizinische Fortbildung u. a.
Niedersachsen	Satzung	Wissenschaftlicher Beirat	Ja, mit Hochschulen und Kliniken
Nordrhein	Statut	Ja, Sachverständige vom Ausschuß bestimmt	Ja, ergibt sich aus den Aufgaben
Rheinland-Pfalz	Satzung	Ja	Ja
Schleswig-Holstein	Satzung	Ja, Akademiebeirat, mit Vertretern der Fachdisziplinen besetzt	Ja
Westfalen-Lippe	Satzung	Ja, Sektionsvorstände, z. Z. 18	Ja

Akademie	Organisation eigener Fortbildungsveranstaltungen	Herausgabe von Katalogen	Eigenes Personal, Büro, Einrichtungen
Nordbaden	Ja	Ja	–
Südbaden	Ja	Ja, 2mal jährlich	–
Nord- und Südwürttemberg	Ja	Nein	Nein, wird von der Geschäftsstelle der Bezirksärztekammer mitversorgt
Bayern	Nach den Aufgaben der Akademie: nein	Jährlich Referentenverzeichnis und von der Akademie empfohlene Themen	Ja
Berlin	Ja	Nein	Ja, Personal und Büro
Hessen	Ja, Hauptaufgabe der Akademie	Ja, Jahreskatolog mit allen Veranstaltungen	Ja, Personal, Gebäude, Einrichtungen
Niedersachsen	Ja	Ja, jährlich für den Zeitraum Oktober bis Juni	Ja
Nordrhein	Ja, Akademie, v.a. Fortbildungsausschuß	Nein, Einzelprogramme	Ja, Personal und Büroräume
Rheinland-Pfalz	Ja	Ja	Ja, Akademiegebäude, Personal, Einrichtungen
Schleswig-Holstein	Ja, als wesentliche Aufgabe	Ja, Jahresprogramm und Einzeleinladungen	Ja, Akademiegebäude, Personal, entsprechende Einrichtungen, eigene Geschäftsstelle
Westfalen-Lippe	Ja	Ja	Ja, Büro, Personal

Akademie	Fortbildungsnachweise a) Nachweis der Teilnahme b) Kontrollen mit Fragebögen c) sonstige Nachweise	Teilnehmergebühren
Nordbaden	Ja a) Testatheft	Keine
Südbaden	Ja a) Testatheft	Keine
Nord- und Südwürttemberg	Ja a) Testatheft gemeinsam für Nord- und Südwürttemberg b) Nein c) Ja, Einzeltestate für bestimmte Seminare	Ja, zwischen DM 20,- und DM 30,-/Tag kostendeckend
Bayern	Verschickt Fragebögen über Wissensnachweis	Keine
Berlin	Ja a) Nachweishefte c) Bescheinigungen erforderlich	Nur bedingt (z. B. EKG-Kursus)
Hessen	Ja a) Teilnahmenachweishefte für Mitglieder u. a. Kammerangehörige getrennt	Für Mitglieder sind alle Veranstaltungen mit wenigen Ausnahmen mit Beitrag abgegolten, manche Veranstaltungen sind für alle frei. Gebühren: DM 30,-/DM 50,- vormittags/ganztags
Niedersachsen	Ja a) Teilnahmebescheinigungen b) Vereinzelt c) Keine	Werden vom Vorstand im Einzelfall festgelegt
Nordrhein	Ja a) Leporelloverfahren c) Falls im Einzelfall geeignet	In Einzelfällen (DM 20-DM 200,-)
Rheinland-Pfalz	Ja a) freiwillige Nutzung des offiziellen Fortbildungsnachweises (Testatkarte) c) Aussendung von Fragebögen zur Förderung der Fortbildung	Ja, bei bestimmten Veranstaltungen
Schleswig-Holstein	Ja a) Teilnahmebestätigung b) gelgentlich c) -	Ja, je nach Art des Seminartyps und der Zielgruppe
Westfalen-Lippe	Ja a) Akademiemitgliedschaftsleporello b) Nein c) Nein	Beitrag für Mitglieder, Höhe wird von der Kammerversammlung festgesetzt, Nichtmitglieder zahlen Eintrittsgelder, die nach Länge und Umfang der Veranstaltung gestaffelt sind

Anhang C. Beobachtungsbogen für Vorträge*
(Institut für Didaktik der Medizin der Universität Bonn)

Vortragstitel: Datum:
Vortragender: Zeit:
Beobachter:

	Immer		Manchmal		Nie
	1	2	3	4	5

1. Inhaltliche Gestaltung

Stellt Sachverhalt verständlich dar					
Trennt Tatsachen von Meinungen					
Erwähnt abweichende Gesichtspunkte					
Erklärt unbekannte Begriffe					
Nennt eigene und fremde Quellen					

2. Sprachliche Gestaltung

Spricht deutlich					
Spricht zu schnell					
Spricht monoton					
Vortrag entspricht der freien Rede					
Paßt Ausdrucksweise an Zuhörer an					

3. Strukturieren

Gibt Lernziele an					
Gibt Überblick über die Struktur des Vortrags					
Gliedert und leitet über					
Hebt Wichtiges heraus					
Wiederholt und faßt zusammen					

4. Veranschaulichen

Verwendet Veranschaulichungen					
Die Veranschaulichungen sind gut erkennbar					
Sie enthalten zu viele Informationen					
Sie werden zu kurz dargeboten					
Sprecher verbindet Text und Veranschaulichung					

---

* Abdruck mit freundlicher Genehmigung von Prof. Dr. H. Renschler, Bonn.

5. Aktivieren

Verwendet schriftliches Arbeitsmaterial					
Stellt Fragen					
Ermuntert zu Fragen und Diskussion					
Unterstützt den Vortrag mit entsprechenden Gesten					
Variiert Art der Darstellung					

6. Motivieren

Knüpft an Erfahrungen an					
Zeigt Anwendungsmöglichkeiten					
Läßt überzeugendes Engagement erkennen					
Zeigt Stellenwert für die Anwendung					
Verwendet Probleme und Fallbeispiele					

Anmerkungen und Gesamturteil:

Anhang D. Fragebogen zur Bewertung des Notfalldienstseminars „Akuter Notfall - was tun?" der Akademie für ärztliche Fortbildung und Weiterbildung* der LÄK-Hessen

Persönliche Kennziffer (z. B. ein Geburtsdatum aus der Familie, in jedem Falle aber die Kennziffer, die Sie auf dem Antwortblatt zur „Wiederholung mit Testbogen" verwendet haben)

A) *Angaben zur Person*
   1. Alter   2. Geschlecht
   3. Approbationsjahr
   4. Facharztanerkennung
      im Jahr............. Fach....................
   5. Tätigkeit im Krankenhaus: Bettenzahl...........
      von .... bis......................
   6. Praxistätigkeit: von .... bis ....
   7. Praxis in Stadt   oder Land

B) *Bewertung des Notfalldienstseminars*
   1. Haben Sie vorher schon einmal an einem Notfallseminar der KV teilgenommen?

      Ja ☐   Nein ☐

      Ort und Jahr: ....

---

* Abdruck mit freundlicher Genehmigung von Prof. Dr. H. Renschler, Bonn.

2. Für wie notfallrelevant halten Sie die bisher gehaltenen Referate?

	Sehr notfallrelevant			Überhaupt nicht notfallrelevant	
	1	2	3	4	5
1. Akutes Abdomen					
2. Akutes Abdomen aus gynäkologischer Sicht					
3. Nierenkolik, Blasenruptur, Harnverhalten, akutes Skrotum					
4. Schwere Gastroenteritiden und Störungen im Wasser- und Salzhaushalt					
5. Bedrohliche Atemstörungen					
6. Notfälle bei Infektionskrankheiten					

3. Wieviel haben Sie für Ihren Einsatz im Notdienst bei den einzelnen Referaten gelernt?

	Sehr viel			Sehr wenig	
	1	2	3	4	5
1. Akutes Abdomen					
2. Akutes Abdomen aus gynäkologischer Sicht					
3. Nierenkolik, Blasenruptur, Harnverhalten, akutes Skrotum					
4. Schwere Gastroenteritiden und Störungen im Wasser- und Salzhaushalt					
5. Bedrohliche Atemstörungen					
6. Notfälle bei Infektionskrankheiten					

4. Wurden insgesamt Ihre Erwartungen an dieses Notfalldienstseminar erfüllt?

Ja, sehr			Überhaupt nicht	
1	2	3	4	5

5. Welche Themen und welche ärztlichen Fertigkeiten, die Sie im Notfalldienst benötigen, haben Sie in diesem Seminar vermißt?

....
....
....

Literatur

1. American Medical Association (1979-84) Continuing medical education-newsletters. 8-13
2. Anschütz F (1982) Indikation zum ärztlichen Handeln. Springer, Berlin Heidelberg New York
3. Bayerische Landesärztekammer, Akademie für ärztliche Fortbildung (1985) Fortbildungsumfrage. Bayer Ärztebl 1
4. Bertram E, Ruf G, Sandritter W (1974) Education of medical students in general pathology. Beiträge Pathol 152: 334-346
5. Bleuler E (1975) Das autistisch-undisziplinierte Denken in der Medizin, 3. Neudruck der 5. Aufl. Springer, Berlin Heidelberg New York
6. Ertel PY (1977) Medical peer review. Theory and practice. Mosby, Saint Louis
7. Gädeke R, Welbers I (1977) Fortbildungsveranstaltungen „am Ort" werden bevorzugt. Dtsch Ärztebl 3
8. Haseloff OW, Jorswieck E (1971) Psychologie des Lernens. Methoden, Ergebnisse, Anwendungen, 2. Aufl. de Gruyter, Berlin New York
9. Heim W (Hrsg) (1975) Neue Verfahren für die ärztliche Fortbildung
10. Hersch J (1985) La formation permanente par fidélité à la condition humaine. Med Europ 5: 2
11. Hessische Akademie für ärztliche Fortbildung (1978) Umfrage über das Fortbildungsverhalten der hessischen Ärzte (unveröffentlicht)
12. Hübner K (1979) Kritik der wissenschaftl. Vernunft, 2. Aufl. Alber, Freiburg, München
13. Iandolo C (1975) Guida alla formazione permanente del medico. Armando, Roma
14. Irniger W (1978) Ärztliche Fortbildung heute-Kritik und Anregung. V. Klausurtagung über Probleme der ärztlichen Fortbildung in Titisee (Schwarzwald). Sonderdruck der „Therapiewoche". Braun, Karlsruhe
15. Jaspers K, Rossmann K (1961) Die Idee der Universität. Springer, Berlin Göttingen Heidelberg
16. Kerger H (1981) 10 Jahre Akademie für ärztliche Fortbildung der Landesärztekammer Hessen. Hessisches Ärzteblatt Sonderheft 5 A
17. Kerger H (1981) Methoden einer berufsnahen Fortbildung. Vortrag auf dem III. Europäischen Kongress für ärztliche Fortbildung, Bad Nauheim
18. Kerger H (1983) Bericht über die Akademie für ärztliche Fortbildung und Weiterbildung. Entwicklungen und Tendenzen. Hessisches Ärztebl 6
19. Kerger H (1985) Bericht über die Akademie für ärztliche Fort- und Weiterbildung. Hessisches Ärztebl 8
20. Kress H von (1969) Probleme der Fortbildung des Internisten. Internist (Berlin) 2
21. Kriegs H, Baumgartner HM, Wild C (Hrsg) (1973) Handbuch philosophischer Grundbegriffe. Kösel, München
22. Lichtthaeler HM, Odenbach PE (1978) Verlag für Wissenschaft und Forschung, Berlin Internationale Fortbildungskurse der Bundesärztekammer, Teilnahme und Erfolg. Herausgegeben von der Hans-Neuffer-Stiftung, Stuttgart
23. Niedersachsen-Umfrage (1975/76) Fortbildung niedersächsischer Ärzte. Bericht über eine empirische Untersuchung der Akademie für ärztliche Fortbildung Niedersachsen
24. Niggemann W (1975) Praxis der Erwachsenenbildung, Bd 9027. Herder, Freiburg

25. Renschler H (1981) Die Prüfung für Ärzte. Mitteilungen des Hochschulverbandes 2914
26. Renschler H (1985) Deutsches und amerikanisches Medizinstudium. Leserzuschrift, FAZ vom 9.8.1985
27. Renschler H (1985) „Fortbildung - viel gehört, wenig gelernt". Ärztl Prax 37/50; 37/51
28. Rombach H (Hrsg) (1977) Wörterbuch der Pädagogik. Herder, Freiburg Basel Wien
29. Sauerbrey W (1974) Medizinische Didaktik. Springer, Berlin Heidelberg New York
30. Scharf G (1977) Manuel pratique de la formation continue du médecin. Intergraphe, Bayonne
31. White CW, Albanese MA, Brown DD, Caplan RM (1984) The effectiveness of continuing medical education in changing behavior of physicians caring for patients with acute myocardial infarction. University of Iowa College of Medicine, Iowa City

Register

AIDS 15, 68
Akademie(n) 1, 2, 3, 67, 69, 71, 73, 74, 76, 87
alternative Medizin 10, 56
Anschütz, F. 28
Arbeitsgemeinschaft der Akademien 58, 59, 62, 74, 75, 89, 97
Arbeitsgruppe s. Workshop
Arzneimittelverbrauch 15
Arzneitherapie 11
Atelier s. Workshop
Audiovisuelle Medien s. a. Videotechnik, Videoeinlagen 14, 33, 36, 37
Außenseiter, ~methoden 10, 18

Balint-Gruppen 51
Bechtoldt, W. 2, 72
Bedarf und Bedürfnis an Fortbildung 3, 9, *15*, 16, 36, 41, 62, 67, 68, 69, 87
Bedarfsforderung 16
Bertram, E. 21
Berufsordnung 5, 6, 7, 19, 73
Bewertung, Bewertungsbogen 5, 65, 80, 86, 87, 89, 96
Bürokratisierung 76, 77

Datenschutz 20, 68, 84
Deutscher Ärztetag 75
Diapositive (Dias) 38, 44, 60, 75, 79, 88, 98
Didaktik, Didaktiker, didaktisch 22, 24, 37, 40, 42, 45, 55, 58, 64
Diskussion 38, 42, 60, 98
Droge Arzt 29

Effektivität, Effektivitätsmerkmal 3, 5, 14, 19, 37, 42, 45, 58, 59, 65, 66, 73, 74, 81, 82, 88
Effizienz 36, 37, 59, 74
Effizienzkontrolle 103, 113
Emanzipation (empanzipatorisches Denken) 90
Empfehlungen für Fortbildungsveranstaltungen 58, 59, 62, 66, 69, 79, 86, 87, 89, 99
Empirie 29

Erfolgserlebnis 50
Erwachsenenbildung 22, 47, 48
Ethik 12, 96
Evaluation s. Bewertung

Fallbeispiele, Fallsimulationen 24, 43, 44, 61, 99
Fallseminare 99
Film 54, 55, 75
Forschung 19, 82
Fortbildung 1, 12, 26, 27, 28, 35, 47
-, Aufgabe 8
-, Beauftragte(r) 13, 16, 23, 41, 54, 70
-, bedingt freiwillige 4
-, individuelle 1, 14, 19, 20, 32, 34, 36, 54, 70, 77, 78, 81
-, institutionelle 12
-, kollektive 1, 14, 19, 20, 32, 34, 35, 36, 37, 39, 50, 53, 54, 62, 64, 67, 70, 72, 76, 78, 80, 82, 89
-, Kontrolle 45
-, konventionelle 13, 17, 62
-, Lehrer 14, 39, 41, 63, 64, 65, 70, 97
-, obligatorische 4, 5, 18
-, Organisation s. Organisatoren
-, Stand 19
-, systematische 12
-, Systeme 58, 70
-, Verhalten 26
-, Ziele 8, 12, 18, 59, 63
Freiwilligkeit der Fortbildung 5, 63, 95

Gruppenleiter 49, 51

Harmonisierung 6
Handlungsanweisungen, Handlungsempfehlungen 11, 23, 24
Hersch, J. 8

Indikationen 21, 37, 46, 49
Informationsveranstaltung 40, 59
Institution 69, 74, 80
Institutionalisierung 13, 16, 74

Jaspers, K. 7, 8

kassenärztliche Behandlung 20
- Vereinigungen 20
klinische Visiten 37
Koch, R. 8
kognitives Wissen 22, 49, 82, 84, 97
Kommunikationstechnik 71
Kongreß 37, 40, 80, 88, 93
Kostendämpfung 67, 84
Kritik 10, 17, 22
-, öffentliche 18, 19
Kritikfähigkeit 10

Laienpresse 16
Lehrende und Lernende 14
Lernangebote 7, 31
Lernerfolg (Lerneffekt) 41, 42, 50, 82, 89
Lerngruppe 48
Lernpsychologie, Lernpsychologe 37
Lernveranstaltungen 59, 60
Lernziele (Lerninhalte) 16, 24, 27, 38, 39, 44, 46, 48, 49, 79, 87, 88, 89, 93, 97, 98

„Manöverkritik" 85
Massenmedien 15
Medizindidaktik, -didaktiker 65, 84
Medizinpädagogik 65
Methoden (Methodik) 21
Methodenwahl 21
Moderator(en) 42, 49, 55, 56, 57, 60
Motivation 4, 27, 28, 29, 30, 31, 32, 35, 39, 41, 42, 44, 52, 54, 66, 74, 81, 88
Motivationsanalyse 19
Motivationsforschung 28, 29, 30, 32

Nachweis der Fortbildung s. a. Anhang „Akademien" 19
Nebenwirkungen 15
Negativlisten 67
Niggemann, W. 47

Organisatoren 1, 16, 20, 24, 27, 31, 32, 36, 41, 42, 43, 46, 48, 57, 58, 61, 63, 65, 67, 85, 86, 87, 89

Pädagogen (Pädagogik) 22
Peer review 20, 83
Pflichtfortbildung (obligatorische Fortbildung) s. Zwangsfortbildung 5, 73
Pharmaberater 18, 33, 83

Pharmaindustrie 14
Podiumdiskussion (Gespräch) 55, 56
Praxisrelevanz 43
Privatarzt 18
Prüfungsgremien (Organe, Ausschüsse) 20, 52
Psychosomatik 48

Qualitätssicherung 74, 88

Regeln der ärztlichen Kunst 9
Referentenschulung 27, 62
Referentenseminar 27
Renschler, H. 2, 33, 45, 66, 86, 89, 119, 120 ·
Rheindorf, H.J. 2
Rieck, G. 2
Ruf, G. 21
Rundtischgespräch 56

Sandritter, W. 21
Sanktionen 17, 20
Scharf, G. 48
Schlichtungsstellen 68
Schulmedizin(er) 9
Schulung von Fortbildungslehrern 63, 64
- von Fortbildungsleitern, Moderatoren, Organisatoren s. Referentenschulung
Schweigepflicht 20, 52, 68, 84
Sektionsvorstände 69, 105, 110, 115
Seminar(e) 37, 42, 43, 45, 46, 47, 50, 60, 77, 78, 80, 84, 88, 98
Senat für ärztliche Fortbildung 75
Stammtische 54

Teilnehmer(schaft) 27, 31, 33, 36, 43, 50
Teilnehmerzahlen 19, 20, 44, 65, 79
Tischvorlagen 33, 44, 46, 60, 61, 78, 88, 98, 99

Umfragen 19, 45, 68
Unwirtschaftlichkeit 20

Verbund der Fortbildungsmittel 36, 40, 78, 87
Verbundsystem 14, 54
Verhaltensweisen 12
Videotechnik 55
-, Darstellung, Einlagen, Geräte 60, 75, 79, 98, 99

Volkshochschule 22
Voltaire, F.-M. 12
Vorlesung 21
Vortrag, Veranstaltung 21, 27, 37, 38, 39, 60, 88, 97

wirtschaftliche Behandlung 7
Wissenschaft, wissenschaftlich 10
wissenschaftliche Betätigung 7

– Neugier 31
Workshop 37, 48, 49, 61, 88, 99

Ziele s. Fortbildungsziele
Zielgruppe(n) 16, 24, 31, 57, 63, 64, 67, 80, 87
Zwangsfortbildung s. a. Pflichtfortbildung 4, 95

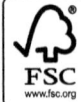

MIX
Papier aus verantwortungsvollen Quellen
Paper from responsible sources
FSC® C105338

If you have any concerns about our products,
you can contact us on
ProductSafety@springernature.com

In case Publisher is established outside the EU,
the EU authorized representative is:
**Springer Nature Customer Service Center GmbH
Europaplatz 3, 69115 Heidelberg, Germany**

Printed by Libri Plureos GmbH
in Hamburg, Germany